高等医药院校配套教材
（供药学、生命科学专业用）

XIANDAI YAOXUE SHENGWU JISHU
ZONGHE SHIYAN JIAOCHENG

现代药学生物技术综合实验教程

主　编　杜　军
副主编　周　勤

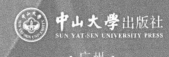
·广州·

版权所有　翻印必究

图书在版编目（CIP）数据

现代药学生物技术综合实验教程/杜军主编；周勤副主编.—广州：中山大学出版社，2014.12

ISBN 978-7-306-05110-3

Ⅰ.①现… Ⅱ.①杜… ②周… Ⅲ.①药物学—生物工程—实验—医学院校—教材 Ⅳ.①R9-33

中国版本图书馆 CIP 数据核字（2014）第298366号

出 版 人：徐　劲
策划编辑：曹丽云
责任编辑：曹丽云
封面设计：曾　斌
责任校对：周　玢
责任技编：何雅涛
出版发行：中山大学出版社
电　　话：编辑部 020-84111996，84113349，84111997，84110779
　　　　　发行部 020-84111998，84111981，84111160
地　　址：广州市新港西路135号
邮　　编：510275　　　传　真：020-84036565
网　　址：http://www.zsup.com.cn　E-mail:zdcbs@mail.sysu.edu.cn
印 刷 者：虎彩印艺股份有限公司
规　　格：787mm×1092mm　1/16　11.75印张　250千字
版次印次：2014年12月第1版　2014年12月第1次印刷
定　　价：28.00元

如发现本书因印装质量影响阅读，请与出版社发行部联系调换

本书编委会

主　编　杜　军
副主编　周　勤
编　委　杜　军　亓毅飞　张　帆　张　革　周　勤

作 者 简 介

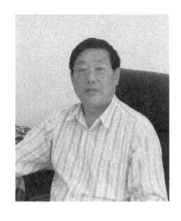

杜军，男，教授，博士生导师，中山大学药学院微生物与生化制药研究室主任，中山大学药学院教授委员会主任。1984年毕业于白求恩医科大学，获医学学士学位，并于同年攻读该校基础医学硕士学位，于1987年获硕士学位。先后在白求恩医科大学基础医学院任助教、讲师。于1994年前往日本名古屋大学医学部攻读免疫学科博士学位，其后留在该校任教官，担任免疫学的本科教学、科研工作。2004年作为"中山大学百人计划人才和学科带头人"引进，就职于中山大学药学院。主要从事肿瘤免疫相关基础研究，在基因调控与遗传改造及基因敲除等技术方面有丰富的工作经验。近5年在国际重要学术期刊发表相关论文60余篇。任德国杂志 *Journal of Biological Inorganic Chemistry* 和英国杂志 *Bioorganic & Medicinal Chemistry Letters* 特约审稿人。熟悉当前肿瘤免疫治疗领域的研究热点、前沿及发展趋势。

前　言

随着生物技术在基础医学研究、疾病诊断与治疗以及药物开发中的广泛应用，掌握分子生物学、微生物学、免疫学等相关知识与某些实验技术，已经成为广大医药研究人员的迫切要求。

为适应药学发展及培养高素质人才的需要，中山大学药学院自 2009 年开始为全院本科生开设了"现代药学生物技术制药综合大实验"课程，受到历届本科生的欢迎。本书以增强型绿色荧光蛋白（enhanced green fluorescent protein，EGFP）为中心，从基因工程、蛋白的分离纯化，以及抗体的制备与效价的测定三个部分系统阐述了利用现代生物技术手段以及常用实验方法来获得多克隆抗体的方法。

编者在近 10 年的科研与教学实践基础上，参阅大量文献与论著，并结合自身实验经验编写成本书。本书对医药院校本科生、研究生、科研单位的实验研究人员均有实用价值和指导意义。

编者

2014 年 8 月

医药分子生物学实验目的与要求

（1）通过实验验证理论，学生的理论知识和概念得到巩固和深化。
（2）通过亲自动手操作，学生得到全面的基本操作技术的训练。
（3）培养学生独立操作、独立思考、分析问题及解决问题的能力。
（4）培养学生严谨、科学的工作态度和作风，培养创新能力和科研能力。

医药分子生物学实验室学生守则

（1）实验前必须认真预习实验内容，明确本次实验的目的和要求，掌握实验原理，写好实验预习报告。
（2）进入实验室应穿白大褂，离室时脱下，反折放回原处，不必要的物品不得带入实验室，必须带入的书籍和文具等应放在指定的非操作区，以免受到污染。
（3）实验室内严禁吸烟、饮水和进食，实验时自觉遵守实验室纪律，保持室内安静，不大声说笑和喧哗。
（4）严禁用嘴吸移液管和虹吸管。易燃液体不得接近明火和电炉。凡产生烟雾、有害气体和不良气味的实验，均应在通风条件下进行。
（5）实验时认真如实地进行实验记录，实验完毕及时整理数据，按时上交实验报告。
（6）实验过程中发生差错或意外事故时，禁止隐瞒或自作主张不按规定处理，应立即报告老师进行正确的处理。
（7）爱护实验室内仪器设备，严格按操作规则使用。节约使用实验材料。不慎损坏了器材等，应主动报告老师进行处理。
（8）实验废弃物的处理要严格执行生物安全管理规定，不得随意将含微生物的培养液直接倒入水池，严禁将生物垃圾混入普通生活垃圾。
（9）实验完毕，应物归原处并将桌面整理清洁，值日生要认真做好实验室的卫生清洁工作。

目 录

第一部分 基础知识

第一章 实验室安全防护知识 ··· 3
  一、化学试剂安全防护知识 ··· 3
  二、放射性核素安全防护知识 ··· 5
  三、生物安全知识 ·· 7
  四、用电安全及其他安全知识 ··· 13

第二章 分子生物学实验室标准及功能分区 ····························· 15
  一、生物学约束 ·· 15
  二、物理学约束 ·· 15
  三、标准实验室的组成 ·· 16

第三章 分子生物学实验室常规仪器设备 ································ 18
  一、紫外分光光度计 ·· 18
  二、离心机 ··· 21
  三、制水系统 ··· 24
  四、PCR 仪 ··· 27
  五、凝胶成像系统 ·· 29
  六、酶标仪 ··· 30
  七、微量移液器 ·· 32
  八、pH 计 ·· 34
  九、生物安全柜 ·· 35
  十、超净工作台 ·· 36
  十一、凝胶电泳系统 ·· 37
  十二、高压蒸汽灭菌器 ··· 39
  十三、液氮罐 ··· 41

第四章 实验基本技能与实验室常规基础知识 ·························· 42

一、常用器材的清洗处理 …… 42
二、实验用品及实验环境的消毒灭菌 …… 44
三、细菌接种技术 …… 49
四、细菌培养技术 …… 51
五、细胞培养技术 …… 54
六、实验材料的采集与处理 …… 59
七、试剂及样品的保存 …… 63
八、溶液的混匀法 …… 66
九、实验室废弃物的处理 …… 66

第二部分 实　　验

实验一　质粒 DNA 的提取及鉴定 …… 71
实验二　构建重组质粒 EGFP/pET-28a …… 78
实验三　阳性克隆的筛选与鉴定 …… 87
实验四　IPTG 诱导 EGFP 蛋白表达 …… 92
实验五　SDS-PAGE 蛋白质电泳 …… 98
实验六　重组蛋白的分离与纯化 …… 105
实验七　多克隆抗体的制备 …… 114
实验八　间接 ELISA 法测定抗体效价 …… 121
实验九　Western blotting 检测抗体含量 …… 126

参考文献 …… 136

附　　录

附录一　核酸及蛋白质数据 …… 139
附录二　分子克隆中常用缓冲液与试剂的配制 …… 142
   1. Tris 缓冲液 …… 142
   2. 磷酸缓冲液 …… 143
   3. 电泳缓冲液和上样缓冲液 …… 144
   4. 其他常用缓冲液 …… 148
附录三　常用贮存液的配制 …… 151
附录四　常用酶的配制 …… 156
   1. 溶菌酶 …… 156

  2. 蛋白水解酶类 ·········· 156
  3. 无 DNA 酶的 RNA 酶 ·········· 157
附录五 细菌培养基、抗生素的配制 ·········· 158
  1. 常用培养基 ·········· 158
  2. 常用抗生素溶液 ·········· 160
附录六 溴化乙锭（EB）的净化处理 ·········· 161
  1. EB 浓溶液（即质量浓度 >0.5 g/L）的净化处理 ·········· 161
  2. EB 稀溶液（如含有 0.5 mg/L EB 的电泳缓冲液）的净化处理 ·········· 161
  3. 其他处理方法 ·········· 162
附录七 常用试剂的作用 ·········· 163
  1. 水饱和酚溶液去除蛋白质的原理 ·········· 163
  2. 溶液 I：溶菌液 ·········· 163
  3. 溶液 II：NaOH-SDS 液 ·········· 163
  4. 溶液 III：3 mol/L NaAc（pH 4.8）溶液 ·········· 164
  5. 无水乙醇沉淀 DNA 的原理 ·········· 164
  6. 乙醇沉淀 DNA 时，加 NaAc 或 NaCl 的作用 ·········· 164
  7. 使用乙醇沉淀 DNA，降温保存的作用与方式 ·········· 164
  8. 加 DNase 降解核糖核酸后再用 SDS 与 KAc 处理的原因 ·········· 165
  9. 在保存或抽提 DNA 过程中，用 TE 缓冲液的作用 ·········· 165
  10. 抽提 DNA 去除蛋白质时使用酚与氯仿的方法 ·········· 165
  11. 用酚与氯仿抽提 DNA 时还要加少量异戊醇的原因 ·········· 166
  12. pH 8 的 Tris 水溶液饱和酚的作用原理 ·········· 166
附录八 常见载体图谱 ·········· 167
  1. GST 融合表达载体 ·········· 167
  2. His 标签融合表达载体 ·········· 168
  3. 真核表达载体 ·········· 169
  4. RNA 干扰载体 ·········· 171
  5. 酵母表达载体 ·········· 172
  6. T 载体 ·········· 173

第一部分 基础知识

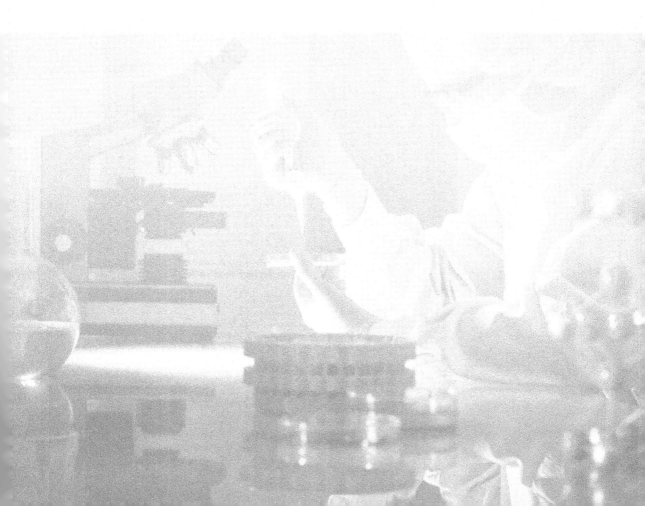

第一章 实验室安全防护知识

分子生物学实验室中可以说是"危机四伏",即着火、爆炸、中毒、触电的危险时刻存在。因此,每一位实验人员都必须有充分的安全意识、严格的防范措施和丰富实用的防护救治知识,一旦发生意外能正确地进行处置,以防事故进一步扩大。

一、化学试剂安全防护知识

为安全起见,化学试剂在使用之前,必须对其安全性能,如是否有毒,是否有腐蚀性,是否易燃易爆,是否有强氧化性,是否有放射性,等等,有一个全面的了解,这样在使用时才能有针对性地采取一些安全防范措施,以避免由于使用不当造成对实验人员及实验设备的危害。下面将按化学试剂的安全性能,对各类化学试剂使用中的注意事项分别加以介绍。

(一) 有毒化学试剂

一般的化学试剂对人体都有毒害,有毒化学药品可通过呼吸道、消化道和皮肤进入人体而发生中毒现象。实验人员在使用时一定要避免大量吸入,在使用后,要及时洗手、洗脸、洗澡、更换工作服。吸入或食入少量即能中毒致死的化学试剂,生物试验中致死量(LD_{50})在 50 mg/kg 以下的称为剧毒化学试剂,如氰化钾、氰化钠及其他氰化物,三氧化二砷及某些砷化物,二氯化汞及某些汞盐,硫酸,二甲酯,等等。在使用性能不清的化学试剂时,一定要了解它的 LD_{50}。对一些常用的剧毒化学试剂,一定要了解中毒时的急救处理方法。剧毒化学试剂一定要有专人保管,并严格控制使用量。

防毒注意事项:实验前应了解所用药品的毒性、性能和防护措施;使用有毒气体(如 H_2S, Cl_2, Br_2, NO_2, HCl, HF)时,应在通风橱中进行操作;苯、四氯化碳、乙醚、硝基苯等蒸气经常久吸会使人嗅觉减弱,必须高度警惕;有机溶剂能穿过皮肤进入人体,应加强防护,避免其直接与皮肤接触;剧毒药品如汞盐、镉盐、铅盐等应妥善保管;实验操作要规范,离开实验室要洗手。

(二) 腐蚀性化学试剂

皮肤、黏膜、眼以及呼吸器官沾到任何化学试剂时都要及时清洗，特别是对皮肤、黏膜、眼以及呼吸器官有极强腐蚀性的化学试剂（不论是液体还是固体），如各种酸和碱、三氯化磷、氯化氧磷、溴、苯酚等，在使用前一定要了解接触到这些腐蚀性化学试剂的急救处理方法，如酸溅到皮肤上要用稀碱液清洗等。

(三) 易燃易爆化学试剂

一般将燃点（也称"闪点"）在25 ℃以下的化学试剂列为易燃化学试剂，它们多是极易挥发的液体，遇明火即可燃烧。闪点越低，越易燃烧。常见闪点在−4 ℃以下的有乙醚、汽油、苯、乙酸乙酯等。

使用易燃化学试剂时绝对不能使用明火，也不能直接用加热器加热，一般用水浴加热。这类化学试剂应存放在阴凉通风处；如果放在冰箱中，一定要使用防爆冰箱。曾经发生过将乙醚存放在普通冰箱而引起火灾，烧毁整个实验室的事故。在大量使用这类化学试剂的地方，一定要保持良好的通风，所用电器一定要采用有防爆装置的，现场绝对不能有明火。

易燃试剂在激烈燃烧时也可引发爆炸，一些固体化学试剂如硝化纤维、苦味酸、三硝基甲苯、三硝基苯、叠氮化合物等，遇热或明火，极易燃烧或分解，发生爆炸。在使用这些化学试剂时绝不能直接加热，还要注意周围不要有明火。

还有一类固体化学试剂，遇水即可发生激烈反应，并放出大量热量，也可发生爆炸。这类化学试剂有金属钾、钠、锂、钙，氢化铝，电石等，在使用这些化学试剂时一定要避免它们与水直接接触。

有些固体化学试剂与空气接触即能发生强烈的氧化作用，如黄磷；还有些试剂与氧化剂接触或在空气中受热、受冲击或摩擦能引起剧烈燃烧，甚至爆炸，如硫化磷、赤磷、镁粉、锌粉、铝粉等。在使用这些化学试剂时，一定要注意周围环境温度不要太高（一般不要超过30 ℃，最好在20 ℃以下），不要与强氧化剂接触。

使用易燃化学试剂的实验人员，要穿戴好必要的防护用具，最好戴上防护眼镜。

(四) 强氧化性化学试剂

强氧化性化学试剂都是过氧化物或是含有强氧化能力的含氧酸及其盐，如过氧化酸、硝酸铵、硝酸钾、高氯酸及其盐、重铬酸及其盐、高锰酸及其盐、过氧化苯甲酸、五氧化二磷，等等。强氧化性化学试剂在适当条件下可放出氧而发生爆炸，并且与有机物、镁、铝、锌粉、硫等易燃物形成爆炸性混合物，有些遇水也可能发生爆炸。在使用这类强氧化性化学试剂时，环境温度不要高于30 ℃，通风要良好，并且不要与有机物或还原性物质共同使用（加热）。

防火防爆注意事项：防止煤气管、煤气灯漏气，使用煤气后一定要把阀门关好；乙醚、乙醇、丙酮、二硫化碳、苯等有机溶剂易燃，实验室不得存放过多，切不可倒入下水道，以免积聚引起火灾；钠、钾、铝粉、电石、黄磷以及金属氢化物使用和存放时要注意安全，尤其不宜与水直接接触。万一着火，应冷静判断情况，采取适当措施灭火；可根据不同情况，选用水、沙、泡沫、二氧化碳或四氯化碳灭火器灭火。

（五）放射性化学试剂

使用放射性化学试剂时，一定要按放射性物质使用方法，采取保护措施。从事X射线相关工作的人员，应具备放射卫生防护基本知识，在工作前后做好个人卫生防护。工作时必须按规定穿戴好防护用具，如白布工作服、口罩、胶皮手套、铅围裙、铅手套、铅眼镜等，工作结束后做好个人清洁工作。要养成良好习惯，不在工作场所进食、饮水，不用嘴吹、吸放射性物质。

二、放射性核素安全防护知识

（一）基本概念

放射性是自然界存在的自然现象。大多数物质的原子核是稳定不变的，但有些物质的原子核不稳定，会自发地发生某些变化，这些不稳定的原子核在发生变化的同时会发射各种各样的射线，这种现象被称为放射性。放射性物质可分为天然放射性物质如铀、钍、镭，及人工放射性物质如一些医疗诊断用放射性示踪剂。

放射源发射出的射线具有一定能量，可以破坏组织细胞，从而对人体造成伤害。当人体受到大量射线照射时，可产生头痛、恶心等症状。放射源发射的射线有α射线、β射线、γ射线、中子射线等，必须使用专门的仪器才能探测到。不同的射线在物体中的穿透能力也各不相同。放射源包装容器一般都是特殊设计的专用容器，以防对人体造成伤害，大多为球形和圆柱形，一般用铅、铸铁、钢等材料制成。放射源警示标志如图1.1.1所示，国家标准规定，所有放射性工作场所及放射源的包装容器上都必须有警示标志。

图1.1.1　放射源警示标志

（二）放射防护的"三原则"

国际放射防护委员会（ICRP）1977年第26号出版物中提出，放射防护的基本原则是放射实践的正当化、放射防护的最优化和个人剂量限制。

1. 放射实践的正当化

在进行任何放射性工作时，都应当进行代价和利益的分析，要求任何放射实践对人群和环境可能产生的危害比起个人和社会从中获得的利益，应当是很小的，即效益明显大于付出的全部代价时，所进行的放射性工作就是正当的，是值得进行的。

2. 放射防护的最优化

应使放射性和照射量在可以合理达到的尽可能低的水平，避免一些不必要的照射。要求对放射实践选择防护水平时，必须在由放射实践带来的利益与所付出和健康损害的代价之间权衡利弊，以期用最小的代价获取最大的净利益。放射防护的最优化在于促进社会公众集体安全的卫生保健，它是剂量限制体系中的一项重要的原则。

3. 个人剂量限制

在放射实践中，应不产生过高的个体照射量，保证任何人的危险度不超过某一数值，即必须保证个人所受的放射性剂量不超过规定的相应限值。ICRP 规定，工作人员全身均匀照射的年剂量当量限值为 50 mSv（毫希沃特），居民的年剂量当量限值为 1 mSv（0.1 rem*）。我国放射卫生防护基本标准中，对工作人员年剂量当量限值采用了 ICRP 推荐规定的限值，为防止随机效应，规定放射性工作人员受到全身均匀照射的年剂量当量不应超过 50 mSv（5 rem），公众中个人受照射的年剂量当量应低于 5 mSv（0.5 rem）。当长期持续受放射性照射时，公众中个人在一生中每年全身受照射的年剂量当量限值不应高于 1 mSv（0.1 rem），且以上这些限制不包括天然本底照射和医疗照射。

个人剂量限制是强制性的，必须严格遵守。各种规定的个人剂量限值是不可接受的剂量范围的下限，而不是可以允许接受的剂量上限。即使个人所受剂量没有超过规定的相应的剂量当量限值，仍然必须按照最优化原则考虑是否要进一步降低剂量。所规定的个人剂量限值不能作为达到满意防护的标准或设计指标，只能作为以最优化原则控制照射的一种约束条件。

（三）放射性同位素的实验室操作规程

在放射性实验室工作期间，必须穿着工作服、戴手套等，在相应的防护条件下

---

* rem：雷姆。1979 年第 16 届国际计量大会决定用 Sv 代替 rem。1 Sv = 100 rem。

操作;放射性核素操作需在盛有吸水纸的托盘上进行;使用挥发性试剂要在通风橱内进行;操作不同放射性核素要在相应的实验室内进行;实验过程中不得在无关实验室间随意走动;严禁在实验室内饮水、进食、吸烟以及任何口吸法操作或鼻嗅放射性制剂;穿戴工作手套后切勿触碰与实验无关的物件,防止污染;发生放射性污染要及时向实验室责任人报告,并及时清理去污;严格区分放射性与非放射性用具及设备,不得将不同被污染器皿放置于同一清洁池内;实验完毕,要清理实验用品,处理放射性废物,清除放射性污染。依据标准,废弃试剂可采用贮存衰变法、稀释排放法、焚烧浓缩法处理。

放射性防护主要有以下四点:用量防护,即降低放射性试剂的活度,采取最低需要剂量;时间防护,缩短受到照射的时间;距离防护,增大与放射源之间的距离;屏蔽防护,设置防护屏蔽物,如铅板等。

三、生物安全知识

生物安全是指人们对于由动物、植物、微生物等生物体给人类健康和自然环境可能造成不安全的防范。从实验室研究到产业化生产,从技术研发到经济活动,从个人安全到国家安全,都涉及生物安全性问题。生物安全性问题包括:①外来物种迁入导致生态系统的不良改变或破坏;②人为造成的环境剧烈变化危及生物的多样性;③科学研究、开发、生产和应用中,经遗传修饰的生物体和危险的病原体等可能对人类健康、生存环境造成危害。

(一) 生物安全的含义

生物安全的概念有狭义和广义之分。狭义生物安全是指防范由现代生物技术的研究、开发和应用所产生的负面影响对生物多样性、生态环境及人体健康可能构成的危险或潜在风险。特别是各类转基因生物活体被释放到环境中,可能对生物多样性构成潜在威胁。

广义生物安全是指防范与生物有关的各种因素对社会、经济、人类健康及生态环境所产生的危害或潜在风险。它不仅针对现代生物技术的研究、开发和应用,还涵盖了狭义生物安全的概念并且包括了更广泛的内容。大致分为三个方面:一是指人类的健康安全;二是指人类赖以生存的农业生物安全;三是指与人类生存有关的环境生物安全。因此,广义生物安全涉及多个学科和领域,包括预防医学、环境保护、植物保护、野生动物保护、生态、农药、林业等。

在广义生物安全的定义里,"与生物有关的各种因素"主要有三种因素:一是天然的生物因子,主要包括动物、植物和微生物。其中,由微生物特别是致病性微生物所导致的安全问题,如生物武器、生物恐怖袭击、重大传染病的暴发流行等,是人类社会所面临的最重要、最现实的生物安全问题。二是转基因生物，主要包括转基因动物、转基因植物和转基因微生物。三是生物科学研究、开发、应用。科学家为预防控制疾病而进行微生物和生物医学研究时，或人们利用生物技术进行其他研究时，如果防范措施不严，就有可能出现意想不到的安全问题。国内外由各种因素引发的生物安全问题造成对人类和生态环境危害的事例不胜枚举。本章讨论的"生物安全"主要指实验室里可能引发的生物安全问题。

（二）微生物危险度评估

危险度的评估是生物安全的核心。在进行特定的实验时，需对操作对象的危害性进行评估。微生物危害评估是指对实验微生物和毒素可能给人或环境带来的危害所进行的评估。在建设使用传染性或有潜在传染性材料的实验室之前，必须进行微生物危害评估。评估依据包括传染性微生物致病能力的强弱、感染剂量、感染途径、稳定性、操作时的浓度和浓缩样品的体积、实验对象的来源、是否有动物实验和临床报告的数据、是否存在适应宿主、是否能进行有效的预防和治疗干预等因素。我国《中国医学微生物菌种保藏管理办法》根据菌种的危险性评估，将菌种分为4类（见表1.1.1）。1类的危险性最高，这类病原体能引发人或动物的严重疾病，并容易在个体之间间接或直接地传播，一般对感染没有有效的预防和治疗措施；2类的危险性次之；3类仅具有一般的危险性；4类的微生物不能引起人或动物疾病。

表1.1.1　国内对有害微生物及病毒的分类

类别	危害程度	代表性微生物及病毒
1	高度危害性	鼠疫耶尔森氏菌，霍乱弧菌（包括EL$_2$Tor弧菌），天花病毒，黄热病毒（野毒株），新疆出血热（史里米亚刚果出血热）病毒，东、西方马脑炎病毒，委内瑞拉马脑炎病毒，拉沙热（Lassa）病毒，马堡（Marburg）病毒，埃博拉（Ebola）病毒，猴疱疹病毒（猴B病毒）；粗球孢子菌，荚膜组织胞浆菌，杜波氏组织胞浆菌
2	中度危害性	土拉弗郎西丝氏菌、布氏菌、炭疽牙孢菌、肉毒梭菌、鼻疽假单胞菌、类鼻疽假单胞菌、麻风分枝杆菌、结核分枝杆菌；狂犬病病毒（街毒），森林脑炎病毒，流行性出血热病毒，国内尚未发现病例而在国外引起脑脊髓炎及出血热的其他虫媒病毒，登革热病毒，甲、乙型肝炎病毒；各种立克次体（包括斑疹伤寒、Q热）；鹦鹉热、乌疫衣原体、淋巴肉芽肿衣原体；马纳青霉、北美芽生菌、副球孢子菌、新型隐球菌、巴西芽生菌、烟曲霉、着色霉菌

（续上表）

类别	危害程度	代表性微生物及病毒
3	低度危害性	脑膜炎奈瑟氏菌、肺炎双球菌、葡萄状球菌、链球菌、淋病奈瑟氏菌及其他致病性奈瑟氏菌、百日咳博德特氏菌、白喉棒杆菌及其他致病性棒杆菌、流感嗜血杆菌、沙门氏菌、志贺氏菌、致病性大肠埃希氏菌、小肠结肠炎耶尔森氏菌、空肠弯曲菌、酵米面黄杆菌、副溶血性弧菌、变形杆菌、李斯特氏菌、铜绿色假单胞菌、气肿疽肿菌、产气荚膜梭菌、破伤风梭菌及其他致病梭菌；钩端螺旋体、梅毒螺旋体、雅司螺旋体；乙型脑炎病毒、心肌炎病毒、淋巴细胞性脉络丛脑膜炎病毒以及未列入1、2类的其他虫媒病毒，新必斯（Sindbis）病毒，滤泡性口炎病毒，流感病毒，副流感病毒，呼吸道合胞病毒，腮腺炎病毒，麻疹病毒，脊髓灰质炎病毒，腺病毒，柯萨奇（A及B组）病毒，艾柯（ECHO）病毒及其他肠道病毒，疱疹类病毒（包括单纯疱疹、巨细胞、EB病毒、水痘病毒），狂犬病固定毒，风疹病毒；致病性支原体［包括黄曲霉、杂色曲霉、梨孢镰刀菌、蛙类霉菌、放线菌属、奴卡氏菌属、石豪样毛癣菌（粉型）、孢子丝菌］
4	微度危害性	生物制品、菌苗、疫菌，生产用各种减毒、弱毒菌种及不属于上述3类的各种低致病性微生物菌种

对于开展遗传修饰微生物工作，也需对其潜在的危害程度、后果的严重性以及发生危害的机率等方面进行危险度评估。对其产生危害性评判的考虑因素包括致病性、外源基因产物的生物活性或毒性、质粒或载体的易变性和是否存在潜在的致癌基因序列等方面。进行遗传修饰微生物工作可能造成的有害影响与受体和供体微生物有关，受体微生物的特性与危险度评估的关系比供体微生物更密切。但当插入的片断含有编码生物活性分子、毒素或毒力因子的基因时，其危险性评估就应当考虑供体微生物的特性。受体的评估应包括受体的感染性强度、致病性能力及受体的免疫程度和免疫系统的状态。

如果插入外源基因后，其产物具有有害生物活性，则需要对其进行评估。评估范围包括毒素、细胞因子、激素、毒力因子和增强子、抗生素抗性、基因表达调控子和过敏原等方面。

只有在做好对操作对象的危险评估后，才能明确应在哪一级生物安全防护实验室中进行对象微生物的操作实验，选用合适的个体防护装备，并制定相应的操作规程、实验室管理制度和紧急事故处理办法。

(三) 实验室生物安全分级

在处理病原微生物或含有病原微生物实验材料时，为确保实验对象不对人和动植物造成生物危害，确保周围环境不受其污染，依据实验对象的危害程度，美国疾病控制与预防中心和美国国立卫生研究所将实验室的生物安全水平分为4级，即BSL（biological safety level）Ⅰ、Ⅱ、Ⅲ、Ⅳ级，我国以前多称为P1、P2、P3、P4级实验室。其中Ⅰ级对生物安全隔离的要求最低，Ⅳ级最高，Ⅲ级和Ⅳ级属于高级别生物安全实验室，有时也称为生物安全洁净室。生物安全实验室的分级见表1.1.2。

表1.1.2 生物安全实验室的分级

实验室分级	处理对象的危害程度	一级屏障	二级屏障
BSL-Ⅰ（一级）	对人体、动植物或环境危害较低，不具有对健康成人、动植物致病的致病因子	不要求	开放实验台、洗手池
BSL-Ⅱ（二级）	对人体、动植物或环境具有中等危害或具有潜在危险的致病因子，对健康成人、动植物和环境不会造成严重危害。有有效的预防和治疗措施	Ⅰ级、Ⅱ级生物安全柜实验服、手套，若需要则采取面部保护措施	BSL-Ⅰ外加高压灭菌锅
BSL-Ⅲ（三级）	对人体、动植物或环境具有高度危险性，主要通过呼吸途径使人传染上严重的甚至是致命的疾病，或对动植物和环境具有高度危害的致病因子。通常有预防和治疗措施	Ⅰ级、Ⅱ级生物安全柜保护性实验服、手套，若需要则采取呼吸保护措施	BSL-Ⅱ外加：①与进入的走廊隔开；②双门进入，门自动关闭；③排出的空气不循环；④实验室内负压
BSL-Ⅳ（四级）	对人体、动植物或环境具有高度危险性，通过气溶胶途径传播或传播途径不明，或未知的、危险的致病因子。没有预防和治疗措施	Ⅲ级生物安全柜或Ⅰ级、Ⅱ级生物安全柜加操作者全身的、供应空气的正压防护服	BSL-Ⅲ外加：①单独建筑或隔离区域；②有供气系统、排气系统、真空系统、消毒系统；③其他有关要求

注：一级屏障以防止微生物和毒素对操作者和实验室内环境的污染为目标。二级屏障以防止微生物污染外环境为目标，是生物安全实验室和外部环境的隔离。

(1) BSL-Ⅰ级（一级）。BSL-Ⅰ级实验室结构和设施、安全操作规程、安全设备适用于对健康成年人已知无致病作用的微生物，如工程细菌、工程真菌等，属于从事基础教学与研究的基础实验室。

该类实验室接触Ⅰ级生物危害微生物（不引起人或动物疾病的细菌、真菌、病毒等生物因子，如枯草杆菌、犬肝炎病毒等），只需开放式长形工作台和好的微生物操作技术。其中生物材料的使用包括：①菌株。大肠杆菌工程菌株、枯草杆菌工程菌株、啤酒酵母工程菌株以及其他工程菌株。②载体。克隆及表达质粒（不包括哺乳病毒载体）。③细胞。不含安全性不明的致病性病毒的原代及传代细胞。④核酸。DNA、RNA、PCR扩增产物等。

(2) BSL-Ⅱ级（二级）。BSL-Ⅱ级实验室结构和设施、安全操作规程、安全设备适用于对人或环境具有中等潜在危害的微生物。如病原微生物分离培养、药物实验及病毒的血清学实验。

从事健康服务、诊断、研究，接触Ⅱ级生物危害微生物（即引起人和动物发病但不会引起严重危害的病原体，实验室感染后不导致严重疾病，具有有效的治疗和预防方法，传播风险有限，如乙型肝炎病毒、沙门菌、弓形体等），除了开放式长形工作台外，还应配置生物安全柜。实验室应有生物危害标记。操作人员应身着防护服，有好的微生物操作技术。其中生物材料的使用包括：①菌株。病原微生物的分类和管理法中对应的第三类微生物，如 MRSA 菌株。②载体。哺乳病毒载体，尤其是生物安全性不明的逆转录病毒载体。③细胞。含致病性哺乳动物病毒或生物安全性不明的原代及传代细胞，如 EB 病毒。

(3) BSL-Ⅲ级（三级）。BSL-Ⅲ级实验室结构和设施、安全操作规程、安全设备适用于主要通过呼吸途径使人传染上严重的甚至是致死疾病的致病微生物及其毒素，通常已有预防传染的疫苗。如艾滋病病毒的研究应在Ⅲ级生物安全防护实验室中进行。

从事特殊诊断与服务，接触Ⅲ级生物危害微生物（即引起人或动物严重疾病但通常不因偶然因素在个体间传播，有治疗方法的病原体，如结核分枝杆菌、真菌、圣路易斯脑炎病毒等），需要生物安全柜和其他操作所需的基本装置。实验室应有生物危害标记。操作人员应身着特殊防护服，有好的微生物操作技术。人员进入受限，实验室内有定向气流。

(4) BSL-Ⅳ级（四级）。实验室结构和设施、安全操作规程、安全设备适用于对人体具有高度的危险性，通过气溶胶途径传播或传播途径不明，目前尚无有效的疫苗或治疗方法的致病微生物及其毒素。

接触Ⅳ级生物危害微生物（即引起人类或动物非常严重的疾病，能在人与人、人与动物之间传播，尚无有效治疗和预防方法的病原体），应有配套的生物安全柜。操作人员应身着带正压的连衣裤。实验室空气经过滤，配备带双门的高压灭菌器。除了Ⅲ级防护措施外，人员进入实验室时，应经过密封的过渡舱，离开时应经风淋；生物废弃物应经特殊处理。

BSL-Ⅰ级实验室操作对象为实验室结构和设施、安全操作规程、安全设备适用于对健康成年人已知无致病作用的微生物，需要进行标准的微生物操作，如用于教学的普通微生物实验室等。

BSL-Ⅱ级实验室操作对象为实验室结构和设施、安全操作规程、安全设备适用于对人或环境具有中等潜在危害的微生物。绝大多数传染性因子可以在生物安全Ⅱ级实验室中操作，主要包括采集、纯化、简单分类、消毒和杀灭等常规操作。BSL-Ⅱ级是在BSL-Ⅰ级操作外加限制进入，有生物危险警告标志、"锐器"安全措施、生物安全手册，其中规定废物应进行消毒。

BSL-Ⅲ级实验室操作对象为实验室结构和设施、安全操作规程、安全设备适用于主要通过呼吸途径使人传染上严重的甚至是致死疾病的致病微生物及其毒素，通常已有预防传染的疫苗。BSL-Ⅲ级是在BSL-Ⅱ级操作外加控制进入、所有废物消毒、实验服洗涤前需消毒、有基础血清。

BSL-Ⅳ级实验室操作对象为实验室结构和设施、安全操作规程、安全设备适用于对人体具有高度的危险性，通过气溶胶途径传播或传播途径不明，目前尚无有效的疫苗或治疗方法的致病微生物及其毒素。与上述情况类似的不明微生物，也必须在Ⅳ级生物安全防护实验室中进行；待有充分数据后再决定此种微生物或毒素应在Ⅳ级还是在较低级别的实验室中处理。BSL-Ⅳ级是在BSL-Ⅲ级操作外加进入前换衣服、出实验室前淋浴、带出设施的所有材料消毒。

（四）安全操作规程和管理制度

人为的失误和操作的不规范都可能造成实验室感染事故，所以必须重视安全的操作规则和管理制度。对于不同等级的生物安全防护实验室，所规定的安全操作规程是不同的，但都含有最基本的实验室安全操作规程，它们是微生物操作技术规范的基础，而专门的实验设备仅仅是一种补充，绝不能代替正确的操作规范。根据《中华人民共和国卫生行业标准》（WS 233—2002）、《微生物和生物医学实验室生物安全通用准则》和世界卫生组织《实验室生物安全手册》（2003年第二版），下面列出一些重要的基本规定。

1. 进入实验室的规定

（1）在操作危险度二级或更高危险度级别的微生物时，入口明显位置处必须贴有生物危险标志，并标明级别。

（2）实验室工作人员、外来合作者、进修和学习人员须经批准才可进入实验室工作区域，进入动物房需经过特别批准，16岁以下人员不应被批准或允许进入实验室工作区域。

(3) 实验室的工作人员必须受过专业教育和培训，才能从事实验工作，并必须遵守实验室的所有制度、规定和操作规程。

(4) 与实验室工作无关的动物和物品不能带入实验室。

2. 人员防护

(1) 在实验室工作时，须穿着防护服，戴防护眼镜，不能穿露出脚趾的鞋子；离开实验室时，防护服须脱下并留在实验室内，不得穿着外出（如去餐厅、办公室、图书馆、员工休息室和卫生间）。

(2) 当手可能直接或意外接触到血液、体液以及其他具有潜在感染性的物质或污染的表面或设备时，应戴上合适的手套，手套用完后，应先消毒再摘除，随后必须洗手；一次性手套不得清洗并再次使用。

(3) 在处理完感染性实验材料或动物后和离开实验室工作区域前，都必须洗手。

(4) 禁止在实验室工作区进食、饮水、吸烟、化妆、处理隐形眼镜及储存食物。

3. 操作规范

(1) 禁止用口吸移液和将实验材料放于口内。

(2) 按照实验室安全规程操作，降低溅出，减少气溶胶和微小液滴的形成。

(3) 应限制使用皮下注射针头和注射器，除了进行肠道外注射或抽取实验动物体液，皮下注射针头和注射器不能用于替代移液管或作其他用途。

(4) 所有培养物、废弃物在运出实验室之前必须进行灭活，如高压灭活。需运出实验室灭活的物品必须放在专用密闭容器内。

(5) 实验室应保持清洁整齐，严禁摆放和实验无关的物品。

(6) 发生具有潜在危害性的材料溢出以及在每天工作结束之后，都必须清除工作台面的污染。

四、用电安全及其他安全知识

1. 用电安全

实验室常用电为频率 50 Hz、电压 200 V 的交流电。人体通过 1 mA 的电流，便有发麻或针刺的感觉；10 mA 以上，肌肉会强烈收缩；25 mA 以上，则呼吸困难，有生命危险。直流电对人体也有类似的危险。

为防止触电,应做到以下几点:修理或安装电器时,应先切断电源;使用电器时,手要干燥;电源裸露部分应有绝缘装置,电器外壳应接地线;不能用试电笔去试高压电;先接好线路再插接电源,反之先关电源再拆线路。不应用双手同时触及电器,防止触电时电流通过心脏;一旦有人触电,应首先切断电源,然后抢救。接线时应注意接头要牢,并根据电器的额定电流选用适当的连接导线;坏的接头、插头、插座和不良导线应及时更换;接好电路后应仔细检查,无误后方可通电使用;仪器使用前要先检查外壳是否带电。电炉、烘箱等电热设备不可过夜使用;仪器长时间不用要拔下插头,并及时拉闸。电器、电线着火不可用泡沫灭火器灭火。仪器发生故障时应及时切断电源。

2. 使用高压容器的安全防护

化学实验常用到高压储气钢瓶和一般受压的玻璃仪器,使用不当,会导致爆炸,使用者需掌握有关常识和操作规程。

使用高压气瓶时应注意:气瓶应专瓶专用,不能随意改装;气瓶应存放在阴凉、干燥、远离热源的地方,易燃气体气瓶与明火距离不小于 5 m;氢气瓶最好隔离;气瓶搬运时要轻要稳,放置要牢靠;各种气压表一般不得混用;气瓶内气体不可用尽,以防倒灌;开启气门时人员应站在气压表的一侧,不准将头或身体对准气瓶总阀,以防气体冲出阀门或气压表伤人;氧气瓶严禁油污,注意手、扳手或衣服上的油污。

【思考题】

1. 简述生物安全概念。在广义生物安全概念里有哪些因素引发生物安全问题?
2. 简述微生物危险评估依据的内容。
3. 简述实验室生物安全水平的分级,不同级别的实验室处理对象的危害程度。
4. 在处理具有感染性材料时,个人防护应注意哪些方面?

第二章 分子生物学实验室标准及功能分区

基因重组技术是分子生物学实验的核心技术，为了保证基因工程实验能顺利而有效地进行，不至于给人类带来危害与严重后果，应特别强调实验室生物安全与实用。1976年，美国国立卫生研究所（NIH）制定了《通用重组 DNA 分子研究准则》，界定了重组 DNA 分子的含义（即将天然的或人工合成的 DNA 片段在细胞外连接，构建成在活体细胞内能复制的新分子），并特别规定：对 DNA 重组技术以及与之相关的微生物应用，还有一切涉及此类技术的实验室的建立和进行的工作都必须事先申报，待审批认定后，方可在允许范围内按准则进行工作。准则在生物学和物理学两个方面对实验室加以约束，并对实验室作了如下规定。

一、生物学约束

根据 DNA 重组采用的宿主（host）和载体（vector）将实验室划分为 2 个级别：HV1 级——只能使用大肠杆菌（E. Coli）的 K12 株类和非整合的质粒或 λ 噬菌体（如 pSC101，ColE1）；HV2 级——涉及 HV1 级以外的宿主与载体。

二、物理学约束

根据实验室的特殊建筑设施（如空气过滤）、实验装备、安全防护与生物安全性水平（biosafety level）将实验室分为 4 个级别，防止新的重组杂种生物从实验室逸出，保护实验操作人员和外部环境。

BL1 级或 BL2 级（开放式，P1 或 P2）：此类实验室可开窗，不需过滤空气，具有通风柜；严禁用嘴抽吸刻度吸管，必须使用机械微量移液装置；在实验室内需穿工作服；不准在实验室内饮食、吸烟；所有生物材料在排放以前必须高压消毒；离开实验室需要洗手；等等。

BL3 级或 BL4 级（封闭式，P3 或 P4）：规定非常严格。必须有高效、特殊的空气双过滤系统和排放液体的消毒系统。

三、标准实验室的组成

由于基因工程在技术上的综合性,既要鉴定分析 DNA,又要研究蛋白质。要研究这些生命物质,常要进行细胞培养,所以实验室装备的要求亦比较广泛。标准的分子生物学实验室大致可分为实验操作室、仪器分析室、离心机室、细胞培养室、放射性核素操作室、冷室、暗室、消毒清洗室、动物饲养室等。大部分工作区域的顶部应安装紫外灯,紫外灯的波长为 254 nm,安装数量为每 20 m² 安装 1 支 40 W 的紫外灯,灯与地面的距离不宜超过 (2.0 ± 0.1) m。各功能区常用仪器配置见表 1.2.1。

表 1.2.1 实验室常规分区及仪器配置

工作区域		分区功能	常用仪器配置
基本操作室	核酸检验区	试剂贮存和准备 试剂制备 核酸样品制备 PCR 制备及其产物分析	电子天平、酸度计、台式离心机、台式高速冷冻离心机、电热恒温水槽、天平、微波炉、电泳仪、漩涡仪、超声波细胞破碎仪、水浴摇床和恒温振荡培养箱、PCR 仪、凝胶成像分析系统
	蛋白质检验区	蛋白分离纯化和分析检测	蛋白电泳系统及转印系统、酶标仪、脱色摇床、水平摇床
仪器分析室		贵重仪器检测	酶标仪、PCR 仪、核酸蛋白分析仪
细胞培养室	无菌操作区	细胞样品制备及培养	超净工作台、CO_2 培养箱、倒置显微镜、液氮装置、冰箱、低速冷冻离心机、恒流泵、抽滤装置、蛋白质纯化及样品存放液氮室。液氮室贮放液氮罐,内装液氮,在封闭状态下,温度可低至 −196 ℃,可用以长期保存细胞、菌株
	温育和贮存区		
	观察室		
细菌培养室		细菌样品制备及培养	超净工作台、恒温培养箱、冰箱、空气摇床
洗涤消毒室	洗涤区 消毒区 纯水制备区 制冰区	洗涤、消毒、制备纯水和/或双蒸水、制冰	高压消毒灭菌器、超声波清洗器、电热恒温干燥箱、纯水系统、制冰机

（续上表）

工作区域		分区功能	常用仪器配置
离心机室	高速离心区 超速离心区	离心制备样品	高速离心机、超速离心机及其他离心机等
暗室	核酸检测区 蛋白质检测区	照相，放射自显影，观察核酸的荧光条带	凝胶成像分析系统、洗片机、紫外透射仪
冷室		用于进行生化、蛋白质实验，以免蛋白质或酶遭破坏	蛋白纯化系统、层析实验冷柜、普通冰箱、低温冰箱
放射性核素操作室		应用广泛，用于DNA测序、核酸体外标记、分子杂交等	分子杂交仪、X射线曝光盒、液闪计数器、数字式放射自显影分析仪
动物饲养室		饲养实验动物、纯系动物、裸鼠、转基因动物等	—

第三章　分子生物学实验室常规仪器设备

一、紫外分光光度计

分光光度法：任何物质都具有吸收一种特定波长光的性质，分光光度法是根据被吸收光的波长及强度来测定某物质的结构和量的检测技术。

紫外分光光度法：利用被测物质的分子对紫外-可见光具有选择性吸收的特性而建立的分析方法。在生物试样的分析工作中，紫外-可见分光光度法是常用的分析方法之一。

分光光度计是为测定某一特定波长的光通过待测样品后强度的仪器。它灵敏、精确、快速和简便，在复杂组分系统中，不需要分离，即能检测出其中所含的极少量物质。根据测定波长范围的不同可分为红外分光光度计（测定波长范围为大于760 nm 的红外光区）、可见光分光光度计（测定波长范围为 400～760 nm 的可见光区）、紫外分光光度计（测定波长范围为 200～400 nm 的紫外光区）。根据光学系统的不同可分为单波长单光束、单波长双光束和双波长分光光度计。

（一）相关术语

（1）物质的吸收光谱：如果在光源和棱镜之间放上某种物质的溶液，此时在检测仪器屏上所显示的光谱已不再是光源的光谱，它出现了几条暗线，即光源发射光谱中某些波长的光因溶液吸收而消失，这种被溶液吸收后的光谱称为该溶液的吸收光谱。不同物质的吸收光谱是不同的，因此根据吸收光谱，可以鉴别溶液中所含的物质。

（2）朗伯-比耳定律（亦简称为"比耳定律"）：当一束平行的单色光通过一均匀的吸收物质溶液时，吸光物质吸收了光能，光的强度将减弱，其减弱的程度同入射光的强度、溶液层的厚度、溶液的浓度成正比。这是各类分光光度法定量测定的依据。

（3）透光度：为某一波长的光透过某一物质的溶液时，其透过溶液后的强度 I 与入射的强度 I_0 的比值（I/I_0）。

（4）吸光度：也称光密度（optical density，OD），为透光度的负倒数，即

$OD = -\log(I/I_0) = \log(I_0/I)$。

(二) 分光光度计的基本结构

分光光度计通常由光源、单色器、吸收池（样品池）、检测器、读数指示器组成。

(1) 光源：分光光度计上常用的光源有两种：钨丝灯或氢灯。钨灯光源所发出的 400～760 nm 波长的光谱，通过三棱镜折射后，可得到由红、橙、黄、绿、蓝、靛、紫组成的连续色谱；该色谱可作为可见光分光光度计的光源。氢灯或氘灯发出波长为 180～375 nm 的连续光谱，可作为紫外分光光度计的光源。

(2) 单色器：将光源发出的连续光谱分解为单色光的元件称为色散元件，它与入射狭缝、出射狭缝和准射镜一起组成单色器。常用的色散元件为棱镜或光栅。

(3) 吸收池（比色杯、比色皿、比色池）：用来盛被测溶液的槽。它是由无色透明、耐腐蚀的光学玻璃或石英制成的，能透过所需光谱范围内的光线。可见光区用玻璃吸收池，紫外光区必须采用石英池或熔凝石英池或一次性塑料比色杯。特别是在蛋白质比色法定量测定时，由于反应中的染料能让石英和玻璃着色，须使用一次性塑料比色杯。比色杯规格多种多样，为节省样品用量，常使用微量（20～200 μL）比色杯。使用时，吸收池（比色皿）必须与光束方向垂直，比色皿内盛液应为其容量的 2/3。此外要注意，比色皿上的指纹、油污或壁上的沉积物都会显著地影响其透光性，特别要注意透光面不受磨损。

(4) 检测器：是一种光电转换元件，利用光电效应使透过光强度能转换成电流进行测量。常用的光电转换器有光电池、光电管和光电倍增管 3 种。

(5) 读数指示器：把光电流或放大的信号以适当方式显示或记录下来的设备。

(三) 分光光度法的测量误差

(1) 比耳定律的局限性：比耳定律是一个有限制性的定律，它假设了吸收粒子之间是无相互作用的，因此仅在稀溶液的情况下才适用。即只有在一定的浓度范围，一定的吸光度范围内，由分光光度计测量所引起的测定结果的相对误差才是较小的。通常吸光度只有控制在 0.2～0.7 读数范围内时，测量的准确度才较高。

(2) 仪器的测量误差：比耳定律在入射光为单色光时才是正确的，实际上一般分光光度计中的单色器获得的光束不是严格的单色光，而是具有较窄波长范围的复合光带，这些非单色光会引起比耳定律的偏离，而不是定律本身的不正确，这是由仪器条件的限制所造成的。

(3) 化学误差：被测物质在溶液中发生缔合、解离或溶剂化、互变异构、配合物的逐级形成等化学原因，造成对比耳定律的偏离。这类原因所造成的误差称为化学误差。

（四）测量条件的选择

（1）选择适宜波长的入射光：必须选择溶液最大吸收波长的入射光。

（2）控制吸光度 A 的准确的读数范围：由朗伯-比耳定律可知，吸光度只有控制在 0.2～0.7 读数范围内时，测量的准确度才较高。

（3）选择参比溶液：参比溶液是用来调节仪器工作零点的。如显色剂仅与被测组分反应的产物有显色，与其他试剂均无显色，可以用纯溶剂作参比溶液；如显色剂和其他试剂略有显色，则应用不含被测组分的试剂溶液作参比溶液。

（五）紫外分光光度法在分子生物学中的应用

紫外分光光度法在生物学中主要应用于对组分的定量测定、生物成分的鉴定和结构分析。

1. 核酸浓度测定和纯度判定

核酸的最大吸收波长是 260 nm，蛋白质的最大吸收波长是 280 nm。在波长 260 nm 的紫外线下，1 OD 值光密度相当于约 50 μg/mL 双链 DNA，约 40 μg/mL 单链 DNA 或 RNA。通过 OD_{260} 与 OD_{280} 的比值还可初步判断核酸的纯度，纯 DNA 和 RNA 样品的 $OD_{260/280}$ 分别为 1.8 和 2.0，若样品中有蛋白质或酚的污染，比值将低于此值。

紫外分光光度计一般只能测定质量浓度大于 0.25 μg/mL 的核酸浓度。

2. 蛋白质含量测定

（1）直接定量法：由于蛋白质含有酪氨酸和色氨酸，在紫外光区 280 nm 处具有最大吸收，可利用该波长的吸光度与蛋白质浓度成正比的关系测定其含量。该法适合测试较纯净、成分相对单一的蛋白质。该法快速简便，但易受到平行物质如 DNA 的干扰，敏感度差，要求蛋白的浓度较高。

（2）比色法：蛋白质的组成成分氨基酸与外加的显色基团或染料反应，产生有色物质。有色物的浓度与氨基酸的数量相关，从而反映蛋白质浓度。常见方法包括 BCA、Bradford、Lowry 等几种。

3. 细菌密度测定

通常情况下，根据经验和目测推断细菌的生长密度和生长期，而 OD_{600} 是用来检测细菌浓度的重要指标，是追踪液体培养物中微生物生长的标准方法。实验中以未加菌液的培养液作为空白液，再定量培养后的含菌培养液。注意受试的样品不能离心，要保持细菌悬浮状。

二、离心机

离心技术是指由于物质沉降系数、质量、密度及浮力等因素的不同,借助离心机旋转所产生强大的离心力而使物质分离、纯化和浓缩的技术。该技术广泛应用于分离化学反应后的沉淀物、天然的生物大分子、无机物、有机物,在生物学领域常用来收集细胞、细胞器及生物大分子。

相对离心力(relative centrifugal force,RCF),也称 g 值,是实际离心场转化为重力加速度的倍数。RCF 取决于转子的转速(n,以每分钟转数计,r/min)和旋转半径(r,以 mm 计),只要 RCF 值不变,一个样品可以在不同的离心机上获得相同的结果。RCF 和转速之间的换算可用如下公式表示:

$$RCF = 1.118r\left(\frac{n}{1000}\right)^2$$

$$n = 945.7\sqrt{RCF/r}$$

式中,n 为转速,RCF 即 g 相对离心力,r 为转轴半径。RCF 值在离心管内并不是处处相等,在靠近转子外侧处的值最大(r_{max}),靠近中心轴处的值最小(r_{min})。应用中,习惯上所说的 RCF 值都是指旋转的平均半径(r_{av})。

(一)离心分离方法

离心是利用旋转运动的离心力以及物质的沉降系数或浮力密度的差异进行分离、浓缩和提纯的一种方法。根据离心粒子的形状、大小、沉降系数、密度等的不同可采用不同的离心方法,见表 1.3.1。

表 1.3.1　几种离心方法的区别

离心方法	基本原理	优缺点	应用
差速离心法	根据粒子大小、形状不同而分离 混合悬浮液离心后被分为沉淀和上清液两部分 逐渐增加离心力,每次可沉降样品溶液中的一些组分	优点:操作简单,离心后用倾倒法将上清液与沉淀分开,可使用容量较大的角式转子 缺点:分辨率差,不能一次得到纯颗粒;离心力过大、离心时间过长会使颗粒变形、聚集而失活;壁效应严重,在离心管一侧易现沉淀	细胞器和病毒分离

（续上表）

离心方法		基本原理	优缺点	应用
密度梯度离心法（在一定离心力下，将在一定惰性梯度介质中的样品颗粒分配到梯度中某些特定位置上而形成不同区带的分离方法）	速率区带法	利用样品中不同粒子的形状大小与沉降速度差异来分离，与密度无关。沉降系数越大，往下沉降得越快，所呈现的区带也越低。注意离心必须在沉降最快的颗粒（大颗粒）到达管底前或刚到达管底时结束	优点：分辨率好，可使样品中几个或全部组分分离得到较纯的颗粒；颗粒不会积压变形，能保持颗粒活性 缺点：操作复杂，需制备梯度介质，离心时间长	一般应用在物质大小不同而密度相同的情况。常用的梯度液有 Ficoll、Percoll 及蔗糖
	等密度离心法	根据粒子的不同密度分离，与颗粒大小、形状无关。离心过程中，粒子会移至与它本身密度相同的地方形成区带		一般应用于物质的大小相近而密度差异较大时。常用的梯度液是 CsCl

（二）离心机分类

离心机部件包括驱动电机、制冷系统、真空系统（超速离心机）、显示系统、自动保护系统和控制系统。必要的配件为离心转头和离心管。离心机根据转速通常分为低速离心机、高速离心机和超速离心机。各式各样的离心机可操作几微升到几升的样品，温度控制有常温和低温之分。表 1.3.2 介绍了几种离心机。

表 1.3.2　离心机分类

类型	低速离心机	高速离心机	超速离心机
最大转速/$(r \cdot min^{-1})$	8 000	10 000～25 000	25 000～90 000
相对离心力/g	8 000	10 000～100 000	最大 500 000
分离形式	固液沉淀分离	固液沉淀分离	密度梯度区带分离 沉降差速分离

（续上表）

类　　型	低速离心机	高速离心机	超速离心机
仪器结构、性能特点	常为室温操作，速率不能严格控制	有制冷装置，速率和温度控制较严格、准确	有制冷装置和真空系统，有更为精确的温度、速度控制及监测系统
应用	分离细胞、细菌、细胞碎片、培养基残渣和其他较大颗粒	分离各种沉淀物、细胞碎片和较大细胞器	分离细胞器、病毒、核酸、蛋白质、多糖等
常用仪器	Eependorf 517R 型离心机	美国贝克曼高速离心机 Avanti-J	美国贝克曼超速离心机 LE-80k

（三）离心机配件——转子的选用

许多离心机可以配用不同大小的离心管，只需要改变转子或使用一个与不同的吊桶/适配器相配的转子。

（1）水平转头：也称吊篮式转头，通常一个转头挂 3 个或 6 个吊篮。静止时离心管垂直挂在转头上，当转头转速达 600 r/min 后达到水平位置。离心时，样品沉降方向是顺管子的轴向移动的，最后沉降在管底。该转头的主要缺陷是延长了沉淀的路径，在减速过程中产生的对流会引起沉淀物的重新悬浮。低速离心机和超速离心机均可安装，常用于密度梯度离心或等密度离心。

（2）角转头：转头的离心管腔与转轴保持 20°～30°的固定角度。该转头结构稳定，可装载较多的样品和使用较高的转速。由于沉降路径短，沉淀颗粒时角式转子比水平转子的效率更高。超速离心机、高速离心机与微量离心机均可安装，常用于差速离心来分离 s（沉降系数）值相差较大的样品。

（3）垂直管转头：转头的离心管腔与转轴平行。用于高速及超速离心机进行等密度梯度离心，以缩短离心时间。

（四）离心管的选用

离心管有各种大小，从 0.5 mL 至 1.0 L 不等。所用材料包括玻璃、塑料、不锈钢等。选用时应考虑容量、形状、最大离心力、透明度、耐腐蚀性、能否灭菌以及能否穿刺等几个因素。

（1）玻璃离心管：绝对不能在高速、超速离心机上使用。

（2）PA（polyallomer）管：聚丙烯和聚乙烯的聚合物制成的管，半透明，可高温消毒，化学性能最稳定，但高温易变软。

(3) PC（polycarbonate）管：聚碳酸酯管，半透明，硬度大，能耐高温消毒。对强酸、强碱、乙醇、油及其他有机溶剂等敏感。常用于 50 000 r/min 以上的离心，可不装满。

(4) PCR（polyclear）管：超透明，与 PC 管相似，但比 PC 更硬。在 0～20 ℃使用，不可高温消毒。

(5) PE（polyethylene）管：聚乙烯管，不透明，对丙酮、盐酸、醋酸稳定，但高温易变软，离心时须装满。

(6) PP（polypropyiene）管：聚丙烯管，半透明，能耐高温消毒，化学性能稳定，但在低温下发脆，不要在 4 ℃以下离心。

(7) 不锈钢管：耐热，抗化学腐蚀，可高压消毒，但较重和昂贵。

三、制水系统

水是分子生物学实验不可缺少的重要试剂。洗涤器皿、配制溶液、细胞培养等都需要大量的水。不同的实验对水质的要求也不同，只有了解水的纯度及水的纯化方法，才能正确选用实验需要的水。

（一）纯水和超纯水的定义

纯水与超纯水虽是实验用水的名词，却无法准确表示水的纯度。水的纯度的主要指标是用水中含盐量的多少来表示的，但含盐量的测定较为复杂，目前通常用水的电导率或电阻率来表示。

超纯水一般指经活性炭、离子交换树脂、滤膜法等去除水中的导电污染物质，电阻率值达到 18.2 MΩ·cm（25 ℃）的水。但由于电阻率值只代表水中电解质的含量，水中仍可能含有不确定量的有机物、微生物等，故须同时使用电阻率值和 TOC 值（有机物总碳量）来评估水质。

而纯水是指不论以何种纯化方法去除污染物质，若无法达到 18.2 MΩ·cm（25 ℃），都称为纯水。包括蒸馏水、电渗析水、离子交换水、反渗透水等。

（二）国家标准实验用水

国家标准规定中有饮用纯净水（GB 17323）、分析实验室用水（GB 6682—92）和电子级水（GB/T 11446.1—1997）的技术指标。

分析实验用水的原水应为饮用水或适当纯度的水，共分为 3 个级别：一级水、二级水、三级水。一级水用于有严格要求的分析实验，包括对颗粒有要求的实验，如高压液相色谱分析用水。一级水可用二级水经过蒸馏或离子交换混床处理后，再经过 0.22 μm 微孔膜滤过滤来制取。二级水用于无机痕量分析等试验，如原子吸收光谱分析用水。二级用水可用多次蒸馏或离子交换等方法制取。三级水用于一般生化分析实验,可用蒸馏或离子交换等方法制取。分析实验用水的技术指标参见表1.3.3。

表1.3.3 分析实验用水技术指标

项 目	一级水	二级水	三级水
外观(目视观察)	无色透明液体	无色透明液体	无色透明液体
pH范围(25 ℃)	—	—	5.0～7.5
电导率(25 ℃)/(ms·m^{-1})	≤0.01	≤0.10	≤0.50
可氧化物质(以O计)/(mg·L^{-1})	—	<0.08	<0.40
吸光度(254 nm,1 cm光程)	≤0.001	≤0.010	—
蒸发残渣(105 ℃±2 ℃)/(mg·L^{-1})	—	≤1.0	≤2.0
可溶性硅(以SiO$_2$计)/(mg·L^{-1})	<0.01	<0.02	—

(三)水的纯化方法

自来水中通常含有5种杂质:无机物、有机物、微生物、颗粒物与气体。水的纯化就是指去掉这些杂质,杂质去除越彻底,水质越纯净。水的纯化方法通常有如下几种。

1. 蒸馏法

蒸馏法是自来水经蒸馏装置加热汽化后冷凝制取蒸馏水的方法。该法很难完全排除二氧化碳的溶入和其他杂质,若要制备更纯的水,可进行多次蒸馏。蒸馏水电阻率在25 ℃时约为1×10^5 Ω·cm,常用来洗涤器皿、配制溶液、做普通生化分析实验等。

2. 电渗析法

电渗析法是自来水通过电渗析器,水中的阴、阳离子被去除而纯化的方法,是常用的脱盐技术之一。由于其能耗低,常作为离子交换法的前处理步骤。它在外加直流电场作用下,利用阴阳离子交换膜分别选择性地允许阴阳离子透过,使一部分离子透过离子交换膜迁移到另一部分水中,从而使一部分水纯化,另一部分水浓缩。电渗析水电阻率一般可达10^4～10^5 Ω·cm,比蒸馏水的纯度略低,可满足一些工业用水的需要。

3. 离子交换法（去离子水）

离子交换法常见的有复床式和混床式两种方式。离子交换柱中装有离子交换树脂，是一种带有能交换的活性基团的高分子聚合物，包括阳离子交换树脂和阴离子交换树脂。制备去离子水时，一般将水先经过阳离子交换柱，树脂吸附水中的阳离子，树脂上的 H^+ 进入水中；然后经阴离子交换柱，水中的阴离子被吸附，而 OH^- 离子被置换下来，与 H^+ 结合生成水；最后经装有阴、阳离子交换树脂的混合柱，以去除残余的阴、阳离子。通过离子交换柱后所得到的水纯度较高，电阻率可达 $1 \times 10^6 \ \Omega \cdot cm$ 左右，但有机物无法去除。

4. 反渗透法（反渗透水）

反渗透法是近年来发展迅速的高效膜分离技术。反渗透是指原水在通过半透膜时，用外加足够的压力使溶液中溶剂（水）沿着与自然渗透压相反的方向通过半透膜，而溶质则被半透膜所拦截，从而达到溶剂、溶质分离的目的。渗透现象是指水分子透过隔膜迁移到盐水中的现象。液剂分子在压力作用下由稀溶液向浓溶液迁移的现象称为反渗透现象。反渗透膜能去除无机盐、有机物、悬浊物、热源、细菌及病毒。反渗透水的电阻率可达 $14 \ k\Omega \cdot cm$，人们通常称之为纯净水，即市售的饮用纯净水。

5. 紫外线照射法

用低压水银灯所放射出来的 254 nm 紫外线杀菌是一种有效的杀菌方法，因为细菌中的 DNA 及蛋白质会吸收紫外线而导致细菌死亡。现可制造同时产生 185 nm 和 254 nm 波长的紫外灯管，这种光波长组合可利用光氧化有机化合物将纯水中的总有机碳质量浓度降低至 5 μg/L 以下。

6. 活性炭吸附

活性炭吸附是利用活性炭过滤器的孔隙大小及有机物通过孔隙时的渗透率来达到水的纯化的。吸附率与有机物的相对分子质量及其分子大小有关，某些颗粒状的活性炭能较有效地去除氯胺。活性炭也能去除水中的自由氯，以保护纯水系统内其他对氧化剂敏感的纯化单元。

7. 微孔过滤法

微孔过滤法包括深层过滤、筛网过滤及表面过滤。

8. 超滤法

超滤（UF）薄膜是一个分子筛，它以物质大小为基准，让溶液通过极细微的滤膜，以达到分离溶液中不同大小分子的目的。超滤膜是一种强韧、薄、具有选择性的通透膜，可截留大部分某种特定大小以上的分子，包括胶质、微生物和热源。

（四）超纯水的制备

绝大部分分子生物学实验中需要使用到超纯水，尤其是无 RNA 酶和低内毒素含量的超纯水。现代超纯水制备常用到的技术通常包括深层过滤、活性炭过滤、连续电离子技术（EDI）、反渗透、紫外线消解和离子交换等。超纯水器制备超纯水原理大致如下：用自来水、蒸馏水、去离子水作原水，通过棉芯机械过滤去除水中的沙粒、铁锈或其他悬浮物后，利用广谱吸附剂活性炭过滤吸附水中的氯气和细菌等；再经连续电离子技术（EDI）和反渗透膜过滤去除 95% 以上的电解质、胶体微粒和病毒；随后利用 180～254 nm 紫外线照射分解水中的微生物，借助多级混床离子交换法获得超纯水，最后经 0.22 μm 的滤膜去除水中的颗粒物、微生物等。得到的超纯水电阻率值为 18.2 MΩ·cm（25 ℃）。

分子生物学实验对水的纯度要求越来越高，一般蒸馏水常常难以满足实验要求。通常实验器皿、器具的洗净用去离子水即可，一般试剂配制可用双蒸馏水，而重要的精细实验应用超纯水。美国微孔滤膜公司（Millipore Corporation）的 Milli-Q 超纯水制造系统所制造的超纯水，水质均达到或超过美国 ASTM、CAP 和 NCCLS 规定的 I 级（试剂级）用水要求。该系统可用蒸馏水、离子交换水或反渗透纯水作为供水生产超纯水，通过磁铁耦合齿轮泵使供水不断地循环，出水的终端使用 40 层约 0.22 μm 的微孔滤膜，在需要时能立即采水使用。产水量为 1 500 mL/min，出水电阻率（25 ℃）为 18 MΩ·cm，总有机碳（TOC）< 10 μg/L，每毫升颗粒（0.22 μm）数 < 1，每毫升微生物 cfu < 1。这种高质量的超纯水适用于分子克隆、色谱分析、氨基酸分析、DNA 测序、酶反应、组织和细胞培养。

四、PCR 仪

在分子生物学研究领域，最常使用的技术是 PCR 技术。PCR 是 1985 年美国 PE-Cetus 公司人类遗传研究室的 Mullis 等人发明的具有划时代意义的聚合酶链反应技术（polymerase chain reaction）。

（一）PCR 技术原理

PCR 技术的基本原理类似于 DNA 的变性和复制过程，其特异性依赖于与靶序列两端互补的寡核苷酸引物。PCR 由变性—退火—延伸 3 个基本反应步骤构成。①模板 DNA 的变性：模板 DNA 经加热至 93 ℃左右一定时间后，模板 DNA 双链或经 PCR 扩增形成的双链 DNA 解离而成为单链，以便与引物结合，为下轮反应作准备；②模板 DNA 与引物的退火（复性）：模板 DNA 经加热变性成单链后，温度降至 55 ℃左右，引物与模板 DNA 单链的互补序列配对结合；③引物的延伸：DNA 模板-引物结合物在 TaqDNA 聚合酶的作用下，以 dNTP 为反应原料，靶序列为模板，按碱基配对与半保留复制原理，合成一条新的与模板 DNA 链互补的半保留复制链。如此反复进行，每一次循环所产生的 DNA 均能成为下一次循环的模板，每一次循环都使两条人工合成的引物间的 DNA 特异区拷贝数扩增 1 倍，PCR 产物得以 $2n$ 的指数形式迅速扩增，经过 25～30 个循环后，理论上可使基因扩增 10^9 倍以上，实际上一般可达 10^6～10^7 倍。

PCR 技术实施的关键是 PCR 仪。PCR 仪也称基因扩增仪和自动的热循环仪，其作用是进行基因扩增。简单地讲，PCR 仪就是一个温控设备和一个检测设备，它可按用户预编的程序自动进行升温、降温及恒温操作。根据其自动化程度分为安装机械手的半自动化 PCR 仪和微电脑控制的自动化 PCR 仪。根据其用途可分为普通 PCR 仪、梯度 PCR 仪和荧光定量 PCR 仪。

（二）PCR 仪工作原理

PCR 仪工作原理大致可分为 4 种类型，即灯光加热，流动空气冷却；恒温液体加热和致冷；半导体致热和致冷；热膜加热，压缩机致冷。

目前常用的是半导体致热、致冷型以及热膜加热、压缩机致冷型，一般均为自动化的 PCR 仪。半导体制冷式 PCR 仪具有良好的性能，操作方便，但工作一定时间后需要更换 Peltier 元件。压缩机制冷式 PCR 仪控温精确，经久耐用，自动化程度高，具有低温性能。它采用高效电热管加热、压缩机制冷系统冷却的成熟技术方案，工作寿命可达 10 年之久，维护费用很低，也是目前唯一能够做到长时间提供 -5～100 ℃超宽温度变化范围的技术，使得 PCR 前样品处理、PCR 后样品保存，真正实现了 PCR 全过程的自动化。

自从美国 ABI 公司于 1986 年推出世界上第一台自动化 PCR 仪以来，国内外现有众多生产厂家，生产的 PCR 仪型号各异，工作原理不尽相同，使用方法也各异，但都具有向自动化和智能化发展的趋势。如美国 ABI 公司的 PE2400、480、9600 型，美国 MJ 公司的 PTC-200 型等。

由于 PCR 具有敏感性高、特异性强、快速、简便等优点，已在病原微生物学领域中显示出巨大的应用价值和广阔的发展前景，被广泛应用于分子克隆、序列分析、基因突变、遗传病、传染病、性传播性疾病及法医判定和考古研究等多个领域，并发挥着越来越大的作用。

五、凝胶成像系统

核酸或蛋白质在经电泳分离后,需要对凝胶进行染色处理,或放射自显影,使电泳的结果转变成可视信号,再进行观察分析。传统的方法是凭肉眼观察或进行凝胶摄影,再冲印成照片,最后以照片显示的图像信息作为依据进行研究。这些传统的方法在学术研究中起到了巨大的作用,但是由于经验和技术上的差异,有时会使结论与实际有所偏离。随着科技的发展,各种自动化程度很高、测量结果更加接近真实值的相关仪器、设备相继问世,凝胶扫描仪和图像分析系统是最具代表性的两种。

凝胶扫描仪主要是用来对样品单向电泳后的区带和双向电泳后的斑点进行扫描,从而得出定量的结果。凝胶扫描仪的原理和结构与分光光度计基本一致。其结构分为光源、单色器(或滤光片)、样品室、光电倍增管、结果显示等几部分。样品室是为专门放置凝胶板(凝胶条、层析板)而设计的,样品台由微型马达控制,可以以不同速度移动,使待扫描的区带或斑点进入扫描光路。根据设置的光源不同,扫描仪可有不同的功能。如为紫外光源,则可以扫描未经染色的凝胶;而采用可见光源的扫描仪只能对染色凝胶进行检测;近来新问世的激光扫描仪,虽然也只能扫描染色凝胶,但因其光源强度大,单色性好,而使扫描的灵敏度和分辨率大大提高。根据扫描仪视光路的不同,分为透射方式测定和反射方式测定两种,前者只能扫描可以透光的凝胶,而后者因光束方向可以改变,则可以扫描不透明的电泳转移膜、层析板等。凝胶扫描仪的出现,大大缩短了电泳结果的分析时间,提高了电泳结果分析的准确性。近十几年来,计算机技术迅速发展,在各个方面得到了广泛的应用。扫描仪所得的图谱通过计算机进一步进行数据加工处理,大大地提高了数据的分辨率、准确度和灵敏度,特别是在背景扣除、积分方法等数据处理上可以根据情况来选定,从而使得测量结果与真实情况更加接近。

图像分析系统的出现,是当前各种新技术的交融在电泳定量应用上的结晶。这种新型的装置是用带有电荷装置的摄像系统,CCD camara system 将凝胶图谱拍摄下来,进一步将信息数字化,同时输入到计算机中再进行分析,使测定结果更加迅速、精确。凝胶成像分析系统可以做蛋白质定量,也可做核酸的测序和定量;不但可做透射、反射,而且可以做放射自显影。

UVP 公司出品的 UVP-GDS8000 是目前使用较多的新型的图像拍摄、分析和处理系统。该系统以 PC 机为基本操作系统,图像的获得和分析均通过计算机进行,计算机上可以配置 PCI 图像卡,可选择几种不同的数码摄像机:冷 CCD 摄像机(适用于弱光图像及化学发光的应用)、非冷 CCD(用于凝胶图像)、三凹口彩色 CCD(用于显微镜)。4 种摄像机暗室及紫外透照灯的配置方式,可供用户根据研究工作的不同需要进行选择。该系统广泛应用于 DNA、RNA、蛋白质胶，Westerns、Northern、Southern、Dot 和 Slot 杂交，放射自显影，X 光片，细菌平板等的扫描和分析。其基本操作规程如下：

（1）用酒精棉球将暗盒中的透视屏擦拭干净。
（2）将凝胶置于屏上（蛋白凝胶置于白光屏，核酸凝胶置于紫外屏）。
（3）调整 CCD 位置使凝胶置于视野合适位置后插上电源。
（4）打开电脑进入 Labwork 工作状态。
（5）打开相应的透射光源准备扫描，进入摄像状态，调整光圈和焦距扫描。
（6）用 JPG 格式文件保存图像，关闭光源、CCD 电源和电脑。

六、酶标仪

酶标仪即酶联免疫检测仪（ELISA reader），是酶联免疫吸附试验（酶标法）的专用仪器。

酶标法是 20 世纪 70 年代发展起来的免疫学试验方法，是标记技术中的一种，是从荧光抗体技术、同位素免疫技术发展而来的一种敏感、特异、快速且能实现自动化的现代技术。酶标法的基本原理是将抗原或抗体与酶用胶黏剂结合为酶标抗原或抗体，此酶标抗原或抗体可与固相载体上或组织内相应抗原或抗体发生特异反应，并牢固地结合，形成保持活性的免疫复合物。当加入相应底物时，底物被酶催化而呈现出相应反应颜色。颜色深浅与相应抗原或抗体含量成正比。

酶标仪实际上就是一台变相的专用光电比色计或分光光度计，其基本工作原理与主要结构和光电比色计基本相同。图 1.3.1 所示是一种单通道自动进样的酶标仪工作原理。光源灯发出的光波经过滤光片或单色器变成一束单色光，进入塑料微孔板中的待测标本。该单色光一部分被标本吸收，另一部分则透过标本照射到光电检

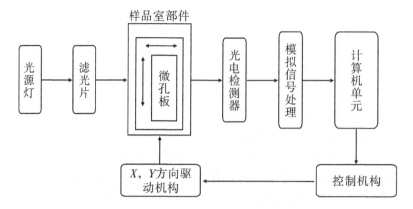

图 1.3.1　单通道自动酶标仪工作原理

测器上，光电检测器将这一待测标本不同因而强弱也不同的光信号转换成相应的电信号。电信号经前置放大、对数放大、模数转换等信号处理后送入微处理器进行数据处理和计算，最后由显示器和打印机显示结果。

微处理机还通过电路控制机械驱动机构 X 方向和 Y 方向的运动来移动微孔板，从而实现自动进样检测过程。而另一些酶标仪则是采用手工移动微孔板进行检测，省去了 X，Y 方向的机械驱动机构和控制电路，从而使仪器更小巧，结构也更简单。

微孔板是一种经事先包埋专用于放置待测样本的透明塑料板，板上有多排大小均匀一致的小孔，孔内都包埋着相应的抗原或抗体，微孔板上每个小孔可盛放零点几毫升的溶液。其常见规格有 40 孔板、55 孔板、96 孔板等多种，不同的仪器选用不同规格的孔板，可对其进行一孔一孔的检测或一排一排的检测。

酶标仪所用的单色光既可通过相关滤光片来获得，也可用分光光度计相同的单色器来得到。在使用滤光片作滤波装置时，与普通比色计一样，滤光片既可放在微孔板的前面，也可放在微孔板的后面，其效果是相同的。图 1.3.2 是目前常用的酶标仪光路系统。光源灯发出的光经聚光镜、光栅后到达反射镜，经反射镜作 90° 反射后垂直通过比色溶液，然后经滤光片送到光电管。

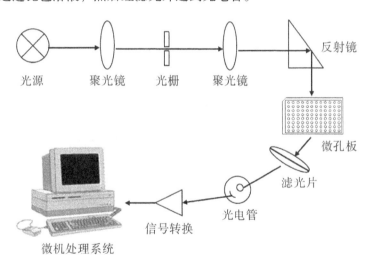

图 1.3.2　酶标仪光路系统

从酶标仪工作框图和光路图可看出，它和普通的光电比色计有以下几点差异：

（1）盛装待测比色液的容器不再使用比色皿，而是使用塑料微孔板。微孔板常用透明的聚乙烯材料制成，对抗原抗体有较强的吸附作用，故用它作为固相载体。

（2）由于盛样本的塑料微孔板是多排多孔的，光线只能垂直穿过，因此酶标仪的光都是垂直通过待测溶液和微孔板的，光束既可以是从上到下，也可以是从下到上穿过比色液。

（3）酶标仪通常用 A，有时也使用光密度 OD 来表示吸光度。

酶标仪可分为单通道和多通道两种类型。单通道又有自动和手动之分。自动型的仪器有 X，Y 方向的机械驱动机构，可将微孔板 L 的小孔一个个依次送入光束下面测试；手动型则靠手工移动微孔板来进行测量。

在单通道酶标仪的基础上又发展了多通道酶标仪，此类酶标仪一般都是自动化型的。它设有多个光束和多个光电检测器，如 12 个通道的仪器设有 12 条光束或 12 个光源、12 个检测器和 12 个放大器，在 X 方向的机械驱动装置的作用下，样品 12 个为一排被检测。多通道酶标仪的检测速度快，但其结构较复杂，价格也较高。

七、微量移液器

分子生物学实验是一种微量操作技术，大多需要使用微升级的小件精密移液器，这样的移液器应具有精确且连续可调的机械装置和可调换用的吸嘴，以便能精确吸量和防止交叉污染。微量移液器的品牌规格多种多样，有可调式、单刻度式，转移体积从 0.1 μL～10 mL 不等，但其基本结构和原理是一样的，即通过按动芯轴排出空气，将前端安装的吸头插入液体试剂中，放松对芯轴的按压，靠内装弹簧机械力，芯轴复原，形成负压，吸取液体。移液器能否正确使用，直接影响实验的准确性与重复性，同时也会影响移液器的使用寿命。

生产微量移液器的厂家不少，德国爱本德股份有限公司拥有世界上第一支活塞式移液器的专利，该公司以其创新的技术和卓越的品质成为实验室移液器标准的代名词。下面就以该公司生产的枪式移液器为例说明移液器的使用方法（见图1.3.3）。

微量移液器的一般使用步骤如下：

（1）根据实验要求选用正确量程的移液器和相应吸头。

（2）设定移液量：转动移液器顶部的调节轮进行移液量的设定。反时针方向转动按钮增加移液量，顺时针方向转动按钮则减少移液量，直至设定的体积数完全显示在刻度窗。注意不能过度用力，设定的移液量超出该移液器标定的移液范围则会造成机械件卡死，损坏移液器。

（3）装配吸头：将移液端垂直插入吸头，左右微微转动，上紧即可，必要时可用手辅助套紧，但要防止由此可能带来的污染。注意不要用移液器反复撞击吸头来上紧，这样会导致移液器部件因强烈撞击而松散。

（4）液体移取：吸头套在移液器的吸杆上后，缓慢匀速地将取液按钮按至第

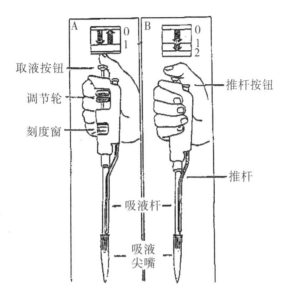

图 1.3.3 枪式移液器操作图解

一档后将吸头伸入待取的液体内，注意不要伸入过深，一般伸入液体 2～3 mm 为宜，以防吸头外壁沾附过多液体。慢慢放松取液按钮，轴芯渐渐复原，液体被吸入。

（5）液体排放：将吸头轻轻靠在受液容器壁上，慢慢按轴芯至第一档，液体排出，继续按至第二档，将吸头末端液体完全排出。

（6）吸头的卸载：性能优良的移液器具有卸载吸头的机械装置，轻轻按推杆按钮，吸头就会自动脱落；也可用手摘除。若吸取不同的液体，要更换吸头。

注意事项：

（1）连续可调移液器的取用体积调节要轻缓，严禁超过最大或最小量程。

（2）吸取液体时，动作应轻缓，防止液体随气流进入移液器的上部。

（3）在移液器吸头中含有液体时禁止将移液器水平或倒置放置，以防液体流入活塞室腐蚀移液器活塞；如液体不小心进入活塞室，应及时清除污染物。

（4）移液器使用完毕后，把移液器量程调至最大值，且将移液器垂直放置在移液器架上，避免放在温度较高处，以防变形致漏液或不准。

（5）根据使用频率，所有的移液器应定期用肥皂水清洗或用 60% 的异丙醇消毒，再用双蒸水清洗并晾干；需要高温消毒的移液器，应首先查阅所使用的移液器是否适合高温消毒后再行处理。

（6）要经常检查是否漏液。吸液后在液体中停 1～3 s，观察吸头内液面是否下降。如果液面下降，首先检查吸头是否有问题，如有问题应更换吸头；更换吸头后液面仍下降，说明活塞组件有问题，应找专业维修人员修理。

（7）移液器要进行定期校准，一般由专业人员来进行。

八、pH 计

溶液的酸碱度是分子生物学实验中经常需要测定的指标之一。测试溶液的酸碱度常用的方法是 pH 试纸法和 pH 计法。pH 试纸的优点是携带及操作方便、快速、试液用量少，常用于一般精度要求的实验中，如用于培养液、缓冲液或其他试剂溶液的 pH 的粗略估计。但对于带有氧化 - 还原性的溶液、胶体、有色溶液，当试液的温度与标准值（25 ℃）相差较远时，试纸法会造成较大的测量误差。而 pH 计因配备有校正误差的温度补偿装置，能将温度变化引起的误差降至最小。

pH 计是指利用电位法测定 pH 的酸度计。它是将测量电极与参比电极一起浸在被测溶液中，组成一个原电池。由于参比电极的电极电势不随溶液 pH 变化，在一定温度下是一定值，而测量电极的电极电势随溶液 pH 的变化而改变，所以它们组成的电池的电动势也只随溶液的 pH 而变化。通过 pH - 电位发送器输出被测溶液 pH 变化而转化成的电位信号，电位 - 酸度转换器将输出的电位信号转化为 pH 直接读数。

该仪器的主要部分可分电极部分和电计部分。电极有玻璃电极、甘汞电极和复合电极之分。玻璃电极为常用的指示电极，其电极电位随溶液中氢离子浓度变化而变化。甘汞电极为常用的参比电极，其电极电位在一定条件下有恒定的电极电位，与溶液中的氢离子浓度无关。复合电极是将玻璃电极和甘汞电极合二为一而组成。下面以德国赛多利斯 PB-20 酸度计为例说明仪器的操作方法。

（1）预热：接通电源，打开电源开关，预热 30 min。

（2）定标：仪器使用前先要定标（即校正）。但这不是说每次使用前都要定标，一般情况下，仪器在连续使用时，每天校正 1 次即可。

1）把选择开关旋钮调到 pH 档。

2）调节温度补偿旋钮，使旋钮白线对准溶液温度值。

3）把斜率调节旋钮顺时针旋到底（即调到 100% 位置）。

4）把用蒸馏水清洗过的电极插入 pH = 6.86 的缓冲溶液中。

5）调节定位调节旋钮，使仪器显示读数与该缓冲溶液当时温度下的 pH 相一致（如用混合磷酸盐定位，温度为 10 ℃ 时，pH = 6.92）。

6）根据将要测 pH 的样品溶液是酸性（pH < 7）或碱性（pH > 7）来选择 pH 4 或 pH 9 的标准缓冲溶液。用蒸馏水清洗电极，再插入 pH = 4.00（或 pH = 9.18）的标准缓冲液中，调节斜率旋钮使仪器显示读数与该缓冲液在当时温度下的 pH 一致。

7）重复以上操作直至不用再调节定位或斜率两调节旋钮为止；经标定后，定位调节旋钮及斜率调节旋钮不应再有变动。

（3）样品溶液 pH 的测量：经标定过的仪器，即可用来测量被测溶液。

1）用新鲜蒸馏水冲洗电极头部，再用被测溶液清洗电极，并用滤纸吸干。

2）调节温度补偿旋钮至被测试液的温度。

3）把电极浸入被测溶液中，用玻璃棒搅拌溶液，使试液均匀后直接读出 pH 的值。

注意事项：

（1）仪器的输入端（即复合电极插口）必须保持高度清洁，电极插头不要经常拔下，以防止灰尘及高湿浸入。

（2）电极使用前必须用已知 pH 的标准缓冲溶液进行定位校正。

（3）取下帽后要注意，在塑料保护栅内的敏感玻璃不可与手或其他硬物接触，以免被损坏。

（4）测量完毕，应将保护帽套上，帽内应放少量的补充液（3 mol/L KCl），以保持电极球泡的湿润。

（5）若用该仪器所测的 pH 与试纸所测 pH 不一致，建议采用仪器所测结果。

（6）电极应避免长期浸在蒸馏水中或蛋白质液体和酸性氟化物中，并防止与有机油脂接触。

（7）电极不可接触稀洗涤剂、乙醇、丙酮、乙醚、酸性酶液体、过氧化氢及 1 mol/L 稀酸等。

九、生物安全柜

生物安全柜是为操作原代培养物、菌毒株及诊断性样品等具有感染性的实验材料时，用来保护操作者本人、实验室环境及实验材料，使其避免暴露于上述操作过程中可能产生的感染性气溶胶和溅出物而设计的。当操作液体或半流体时，摇动、倾注、搅拌，或将液体滴加到固体表面上或另一种液体中，都有可能产生气溶胶。在对琼脂板划线接种、用吸管接种细胞至培养瓶、采用多道加样器将感染性试剂的混悬液转移到微量培养板中、对感染性物质进行匀浆及涡旋振荡、对感染性液体进行离心以及进行动物操作时，这些实验室操作都可能产生感染性气溶胶。由于肉眼无法看到直径小于 5 μm 的气溶胶及直径为 5～100 μm 的微小液滴，实验室工作人员通常意识不到有这样大小的颗粒在生成，因而可能吸入或交叉污染工作台面的其他材料。事实表明，正确使用生物安全柜可以有效防止由于气溶胶暴露所造成的实验室感染及培养物交叉污染，使用生物安全柜同时也能保护环境。

多年以来，生物安全柜的基本设计已经历了多次改进。主要的变化是在排风系统增加了 HEPA 过滤器。对于直径 0.3 μm 的颗粒，HEPA 过滤器可以截留 99.975%，而对于更大或更小的颗粒，则可以截留 99.99%。HEPA 过滤器的这种特性使它能够有效地截留所有已知传染因子，并确保从安全柜排出的是完全不含微生物的空气。第二个改进是将经 HEPA 过滤的空气输送到工作台面上，从而保护工作台面上的物品不受污染。

目前，国际上通常将生物安全柜分成 3 个不同的等级（Ⅰ级、Ⅱ级、Ⅲ级），简单说来，3 个不同等级的生物安全柜都通过使用 HEPA 过滤器将安全柜内操作的感染因子有效截留，从而使其排出的空气既不影响实验室，也不影响环境。而不同等级安全柜的特点为：Ⅰ级和Ⅱ级生物安全柜操作开口的向内风速达到 0.36～0.51 m/s，从而可在规范的微生物学实验中使用，可以为实验室人员及邻近环境提供相当水平的防扩散作用，以避免生物安全柜内产生的感染性气溶胶的危害。Ⅱ级生物安全柜还可能通过对向下穿过工作区域的气流（垂直层流）采用 HEPA 过滤器过滤，来保护被研究的物质。根据结构、气流速度、气流形式和排气系统的不同，Ⅱ级生物安全柜又分成多个不同的型。Ⅲ级安全柜因为可以将所有有害物质都控制在其内部，因此可对实验室人员、公众和环境提供最大程度的保护。

十、超净工作台

超净工作台是改变局部环境空气洁净度及无菌度的重要设备，所有的细胞培养、细菌培养的操作，都应在紫外线消毒后的超净工作台中进行。

超净工作台的构造主要有电器部分、送风机、三级过滤器（初、中、高）及紫外灯等。其原理是利用鼓风机驱动空气，经过高效过滤器净化后，通过工作台面，使实验操作区域成为无菌的环境。超净台按气流方向的不同大致可分为：①垂直式或侧流式，是指净化后的气流从左侧或右侧通过工作台面，流向对侧，或从上往下或从下往上向对侧流动。其优点是能形成气流屏障而保持台面无菌和保护操作者；其缺点是在净化气流和外边气流交界处有负压区，可使少量未净化气体混入，引起污染。②水平式或外流式，是指气流从面向操作人员的方向流动，从而保证外面的气体不能混入。其优点是气流强而均一，可提供极佳的超净环境；其缺点是气流面向操作者，在进行有害物质实验时，对操作者不利，但可采用有机玻璃把上半部遮挡起来，使气体经下方流出。

超净工作台的使用方法为：使用前先打开紫外灯，处理净化工作区空气及表面积累的微生物。30 min 后关闭紫外灯，并启动送风机，清除尘粒，10～20 min 后即可于工作区进行操作。工作完毕停止送风机运行，并放下防尘帘。

注意事项：

（1）新安装或长期不用时，使用前必须对工作台及其周围环境先用吸尘器或不产生纤维的工具进行清洁处理,再用药物灭菌或紫外线灭菌法进行灭菌处理。

(2) 定期(2～3个月)将粗滤布拆下清洗或予以更换;定期(1周)对环境进行灭菌工作;同时经常用乙醇擦净紫外线灭菌灯,保持表面清洁,否则会影响灭菌效果。

(3) 操作区内不允许放不必要的物品,以免干扰操作区洁净气流流形。

(4) 操作区内应尽量避免做明显扰乱气流流形的动作。

(5) 操作区的使用温度不得高于60 ℃。

(6) 照明灯和紫外线灯到使用寿命后要更换。

十一、凝胶电泳系统

(一) 电泳的分类

电泳技术是分子生物学研究不可缺少的分析手段。所谓电泳,是指溶液中带电粒子在电场中移动的现象。蛋白质、核酸等分子都带有可电离的基团,它们在溶液中能电离形成正、负离子,这些离子在电场中会发生泳动,泳动的速度与所带电荷的多少、该物质分子结构特点、电泳缓冲液等因素有关。电泳一般分为自由界面电泳和区带电泳两大类。自由界面电泳不需支持物,如等电聚焦电泳、等速电泳、密度梯度电泳及显微电泳等,这类电泳目前已很少使用。实际应用中主要是区带电泳,需要介质作为支持物,常用的支持物有滤纸、醋酸纤维素薄膜电泳、凝胶电泳、缘线电泳等,分子生物学领域中最常用的是琼脂糖凝胶电泳和聚丙烯酰胺凝胶电泳。

实际上人们习惯于按工作方式、作用原理和所用载体来命名各种电泳方法。

(1) 按电泳支持物形状或位置可分为:毛细管电泳、水平电泳、垂直电泳、板状电泳、U形管电泳等。

(2) 按使用的载体可分为:自由电泳、滤纸电泳、琼脂电泳、聚丙烯酰胺凝胶电泳、醋酸纤维素薄膜电泳等。

(3) 按工作原理可分为:SDS电泳、等电聚焦电泳、等速电泳、免疫电泳等。

(4) 按使用目的可分为:蛋白电泳、核酸电泳、DNA测序电泳等。

电泳系统正是基于上述原理而设计的装置。凝胶电泳系统主要包括电泳仪、电泳槽及附属设备,还有电泳转移仪、凝胶干燥仪等。

(二) 电泳仪的分类

电泳仪是提供稳定直流电源的装置,其种类繁多。电路系统从电子管、半导体晶体管到集成电路电泳;显示系统从表头显示、数字显示到触摸式液晶显示;控制系统从手调设置参数到计算机程序控制，从单恒（恒压）、双恒（恒流和恒压）到三恒（恒流、恒压和恒功率）和脉冲电泳仪。不同的电泳技术需要不同的电压、电流和功率范围，应根据不同的电泳方式选择合适的电泳仪。

根据仪器的电压范围可将电泳仪分为：①低压电泳仪（300 V），用于琼脂糖凝胶电泳、SDS–聚丙烯酰胺凝胶电泳等多种电泳；②中压电泳仪（600 V），用于载体为两性的电解质等电聚焦电泳和 DNA 测序；③高压电泳仪（1 500～5 000 V），用于毛细管电泳。

（三）电泳槽的分类

电泳槽用来盛缓冲液、电极和滤纸等，通常用有机玻璃或玻璃胶制成。国内市场上，电泳槽生产厂家众多，槽的种类也很多。

1. 按电泳的形式分类

电泳槽按电泳的形式分为自由界面电泳槽、管状电泳槽、板状电泳槽。

板状电泳槽可分为水平和垂直两种电泳槽，是目前使用最多的电泳槽。其优点是包括标准相对分子质量蛋白质或核酸在内的多个样品可在同一块凝胶上，在相同的条件下进行电泳，这样便于利用各种鉴定方法，直接比较各样的区带，保持结果的准确可靠；还可进行双向电泳；另外，板状电泳时产生的热量易消散，凝胶电泳结果便于照相和制成干胶。

水平电泳槽用于纸上电泳、醋酸纤维素薄膜电泳、薄层电泳和琼脂糖凝胶电泳。包括两侧带有缓冲液槽的基座、电极和一个可以密封的有机玻璃（或相应材料）盖。电泳槽常用有机玻璃或相应材料制成，外格装有铂电极，里格为可放凝胶的有机玻璃电泳槽架，此架可从槽中取出；两侧电泳槽内的铂电极经隔离导线穿过槽壁与外接电泳仪电源相连。

垂直电泳槽包括单板和双板，是在 20 世纪 60 年代发展起来的，由上、下两个缓冲液槽和冷却系统组成。可根据需要选择不同凝胶面积、厚度和加样品数量的电泳槽。

2. 按分离对象分类

随着电泳技术的发展，不同的实验材料派生出不同的电泳技术。按照电泳分离对象的不同可以将电泳槽分为蛋白质电泳槽、核酸电泳槽和细胞电泳槽。蛋白质电泳槽主要用于蛋白质的分离鉴定，核酸电泳槽主要用于核酸的分析鉴定。各类电泳槽有多种形式，如蛋白质电泳槽有圆盘电泳槽、垂直板电泳槽和水平板电泳槽等。每种电泳槽又有多种型号，如管状凝胶有粗细、长短之分，板状凝胶有厚薄、面积大小之别，以适应研究工作的需要。

3. 按功能分类

电泳技术对于不同的实验目的有不同的电泳方法，按照电泳槽的功能可将电泳槽分为制备电泳槽、分析电泳槽、转移电泳槽和浓缩电泳槽几类。

目前，世界上的许多公司都竞相推出了性能好、精确度高、方便简捷的电泳装置，如毛细管电泳分析仪、蛋白质分析仪、双向电泳仪、脉冲电场凝胶电泳系统等。一直以来，Bio-Rad 是电泳市场的领先者，该公司多种独特的设计保证了电泳系统的稳定可靠和经久耐用。

（四）电泳仪的一般使用

以下以 Bio-Rad 公司生产的 PowerPac Universal 电泳仪为例，简单介绍其使用方法及注意事项。

（1）制胶及加样：见本书实验五中的相关内容。

（2）首先用导线将电泳槽的两个电极与电泳仪的直流输出端连接，注意极性不要接反。

（3）接通电源，开启电源开关，根据需要设定电压或电流数值和电泳终止时间，开始电泳。此时不能到电泳槽内取放东西，如需要应先断电，以免触电；同时要求仪器必须有良好的接地端，以防漏电。

（4）仪器通电后，不要临时增加或拔除输出导线插头，以防短路现象发生，虽然仪器内部附设有保险丝，但短路现象仍有可能导致仪器损坏。

（5）在总电流不超过仪器额定电流（最大电流范围）时，可以多槽关联使用，但要注意不能超载，否则容易影响仪器寿命。

（6）某些特殊情况下需检查仪器电泳输入情况时，允许在稳压状态下空载开机，但在稳流状态下必须先接好负载再开机，否则容易造成不必要的人为机器损坏。

（7）使用过程中发现异常现象，如噪音较大、放电或有异常气味，须立即切断电源，进行检修，以免发生意外事故。

十二、高压蒸汽灭菌器

细菌和细胞培养以及核酸等有关实验中，凡能耐高压和潮湿的物品，如常用培养基、生理盐水、衣服、纱布、玻璃器材、实验器械等都可进行高压消毒。高压灭菌器有许多种类，现在一般是使用加压蒸汽或电热式灭菌器。常用的灭菌方法一般以 101.33 kPa 处理 15～20 min，高压消毒灭活处理可达到对物品进行灭菌的目的。下面以日本 HIRAYAMA HVE-50 为例介绍高压灭菌器的使用方法。

(1) 插上电源插头，打开开关，按"POWER ON/OFF"键开启电源。

(2) 确认压力表读数为0，将"LOCK/UNLOCK"杆推向右边，打开盖子，加水2 L（可通过底盘中心小孔观察水位，灭菌腔每天需换水1次）。

(3) 确认排气瓶中的水位界于"HIGH"和"LOW"之间，否则取出该塑料瓶倒水或加水若干。

(4) 装入待灭菌物，盖上盖子，将"LOCK/UNLOCK"杆推向左边（连续灭菌时，第二次操作前请确保灭菌腔温度已降至50 ℃以下）。

(5) 按"MODE"键选择工作模式，根据需要检查和修改温度、时间设定值。

(6) 按"START/STOP"键，仪器即开始灭菌过程。若确实需要停止灭菌，再按该键1次仪器即退回待机状态。

(7) 灭菌完毕，待温度下降，压力表读数为0时，将"LOCK/UNLOCK"杆推向右边，打开盖子（保温状态时需先按"START/STOP"停止运行。若仪器进入节电模式，需先按任意键恢复面板显示后方可进行其他操作）。

(8) 取出灭菌物（小心避免蒸汽及灭菌物烫伤手和脸）。

(9) 按"POWER ON/OFF"键关闭电源，断开开关，拔下插头。待仪器充分冷却后，擦干表面冷凝水，并进行灭菌腔排水。

注意事项：

(1) 本仪器不可用于腐蚀性、易燃、易爆和热压不稳定等的物品的灭菌。

(2) 待灭菌的包裹不宜过大（小于50 cm×30 cm×40 cm）过紧，应有空隙，以使蒸汽对流。

(3) 液体灭菌时，应将液体灌装在硬的耐热玻璃瓶中，以不超过3/4体积为好，瓶口选用棉花纱塞，切勿使用未打孔的橡胶或软木塞。特别注意，在液体灭菌结束时，不准立即释放蒸汽，必须待压力表指针回零位后方可排放余汽。

(4) 布类物品应放在金属物品上，否则易使布潮湿。灭菌后的无菌包、容器有效期以1周为宜。

(5) 灭菌器盖子仅当仪器通电且温度下降、压力表读数为0时方可开启，不可强行用力打开，以免仪器损坏和发生意外伤害事故。

(6) 为了确保灭菌效果，应定期检查。常用的几种检查方法如下：

1) 工艺检测（程序检测）。即根据安装在灭菌器上的量器（压力表、温度表、计时表）、图表、指示针、报警器等判断。

2) 化学指示监测。利用化学指示剂如苯甲酸（熔点121～123 ℃）在一定温度与作用时间条件下受热变色或变形特点判断。

3) 3 M压力灭菌指示胶带。此胶带上印有斜形白色指示线条，是一种贴在等灭菌的包外的特制变色胶纸。121 ℃经20 min，130 ℃经4 min后变成为黑色。

4) 生物指示剂监测。利用耐热的非致病性细菌芽孢作指示菌。

（7）仪器较长时间不用，请务必将灭菌腔排水，保证腔体清洁干燥。

十三、液氮罐

某些实验材料，如细胞株、菌株、组织标本及纯化的样品等要求速冻，并长期在低温条件下保存。液态氮的温度为 -196 ℃，且成本低容易获得，是实验室维持低温条件所必备的。液态氮通常贮存在专用的液氮罐中，罐壁为双层结构，中间为真空层，内有盛装标本用的多层隔板，便于标本的取放。

使用液氮时应注意：液氮的温度为 -196 ℃，人体皮肤或黏膜接触后会引起冻伤，故在使用时一定要防止溅出。

第四章 实验基本技能与实验室常规基础知识

一、常用器材的清洗处理

器皿的洗涤是分子生物学实验前后的常规工作，也是一项重要的基本技能。器皿的清洁与否，直接影响实验结果的可靠性，仪器的不清洁或被污染往往会造成较大的实验误差，有时甚至会导致实验的失败。器皿清洗的原则是去除上次实验中引入的各种杂质和除掉清洗过程中引入的各种物质。清洁的玻璃器皿要求干净透明、无油迹，玻璃器皿倒置时，在器壁上不应挂有水珠，否则表示尚未洗净，必须重新洗涤。注意无论用何种清洁剂清洗器皿，在最后都应用双蒸水反复冲洗，以除去自来水中对酶有降解作用的金属离子。

一般的清洗工作包括浸泡、刷洗、清洁液浸泡和冲洗等几个步骤。但器皿的清洗方法有很多，需要根据实验的要求，以及污物性质选用不同的清洁方法。

（一）玻璃器皿的清洗

1. 新购玻璃仪器的清洗

新的玻璃器皿表面呈碱性，带有如铅和砷等的特质，且表面常附着灰尘、油污。可先用0.5%的去污剂洗刷，流水冲净后，浸泡在1%~2%盐酸溶液中过夜（不可少于4 h），以中和表面的碱性物质，再用流水洗净酸液，最后用去离子水少量多次冲洗后，烘干备用。

2. 使用过的玻璃仪器的清洗

（1）凡能用毛刷刷洗的器皿，如试管、烧杯、量筒等，先用自来水洗刷，再用毛刷沾取洗衣粉或去污粉等将器皿内外细心刷洗，或者浸泡在0.5%的清洁液中超声清洗，用自来水冲洗干净后，再用蒸馏水冲洗2~3次，倒置于清洁处晾干备用。

（2）不能用毛刷刷洗的容量分析仪器，如吸量管、滴定管、容量瓶等，先用自来水冲洗，沥干后，用重铬酸钾清洁液浸泡 4～6 h（或过夜），取出并沥干，用自来水洗净后，再用蒸馏水冲洗干净，倒置于量器架上晾干备用。

（3）石英和玻璃比色皿等用完后应立即用自来水反复冲洗，如有污物黏附于杯壁，宜用盐酸或 1%～2% 的去污剂浸泡（决不可用强碱清洗，因为强碱会侵蚀抛光的比色皿），然后用自来水、蒸馏水冲洗干净。切忌用刷子、粗糙的布或滤纸等擦拭。洗净后，倒置晾干备用。

（4）被污染的容器，如病毒、传染病患者的血清等污染过的容器，应先进行消毒后再进一步清洗。

（二）橡胶类制品的清洗

（1）未被污染的器材直接用自来水冲洗干净后置于蒸馏水浸泡数小时，再用蒸馏水煮沸几分钟，晾干，如有需要再进行高压蒸汽灭菌备用。

（2）污染的器材先用自来水煮沸 15～20 min 后再进一步清洗。

（3）胶塞的处理：用过的胶塞要置入水中浸泡；新的胶塞因有滑石粉，应先用自来水冲洗干净，再进行常规的清洗。用过的胶塞按常规冲洗干净烘干后，用 2% 氢氧化钠溶液煮沸 30 min（再用沸水处理 30 min），自来水洗净，烘干，然后再泡入 1% 稀盐酸液中 30 min，用自来水彻底冲洗 3～5 遍，蒸馏水漂洗 3 遍，三蒸水漂洗 2 遍，烘干备用。

（三）金属器械的清洗

（1）用过的无病原微生物污染的刀、剪和镊子等用自来水冲洗干净，立即擦干，防止生锈。若急用，可于使用前浸泡于 95% 乙醇内，用时取出并经过火焰，待器械上的乙醇自行燃烧完毕后即可使用。一般用高压蒸汽灭菌或煮沸消毒。

（2）病原微生物污染的金属器械可先煮沸 15 min，然后按上述方法处理。器械上如带有动物组织碎屑，先在 5% 石碳酸中洗去碎屑，然后高压蒸汽或煮沸灭菌。临时急用，也可以乙醇烧灼灭菌。

注意：金属器械（包括注射用针头）最好不要干烤灭菌，更不能在火焰上直接灼烧，否则易引起金属钝化，影响使用。

（四）塑料器皿和有机玻璃器材的清洗

（1）新购的塑料器皿，可先用 8 mol/L 尿素（用浓盐酸调 pH 至 1）清洗，接着依次用去离子水、1 mol/L KOH 和去离子水清洗，然后用 10^{-3} mol/L EDTA 去除金属离子的污染，最后用去离子水彻底清洗。以后每次使用时，可只用 0.5% 的去污剂清洗或 2%～3% 的盐酸溶液中过夜，然后用自来水和蒸馏水洗净即可。

（2）用过的该类物品在使用后直接浸泡在 2%～3% 盐酸溶液中过夜，取出后用棉签醮去污剂逐孔擦洗,然后用自来水彻底冲洗,蒸馏水洗 2～3 次,晾干。如果是多孔培养板,则必须用 2 层塑料袋包装并密封好,用 60 钴射线辐照(120 万拉得。拉得,辐射计量单位)灭菌备用。玻璃器皿不宜用辐射灭菌,因为辐射会使玻璃变成茶色。

(五)铬酸洗液

洗液是清洗玻璃器皿时常用到的洗涤剂。洗液是由过饱和重铬酸钾溶于浓硫酸中而成的。硫酸的强酸性、强脱水性与重铬酸钾的强氧化性,会使污物脱水、氧化并遭到彻底破坏。由于铬有致癌作用,配制和使用洗液时要极为小心。常用的两种配制方法如下:

(1)取 100 mL 工业浓硫酸置于烧杯内,小心加热,然后缓慢加入 5 g 重铬酸钾粉末,边加边搅拌,待全部溶解并缓慢冷却后,贮存在具磨口玻璃塞的细口瓶内。

(2)称取 5 g 重铬酸钾粉末,置于 250 mL 烧杯中,加 5 mL 水使其溶解,然后缓慢加入 100 mL 浓硫酸,溶液温度将达 80 ℃,待其冷却后贮存于磨口玻璃瓶内。

注意:新配制的洗液为棕红色,多次使用后因水分增多或遇到有机溶剂而变绿色,说明失去了原有的氧化能力。

(六)其他常用的洗涤液

(1)工业浓盐酸:可洗去水垢或某些无机盐沉淀。

(2)5% 草酸溶液:用数滴硫酸酸化,可洗去高锰酸钾的痕迹。

(3)5%～10% 磷酸三钠($Na_3PO_4 \cdot 12H_2O$)溶液:可洗涤油污物。

(4)5%～10% 乙二胺四乙酸二钠(EDTA-Na_2)溶液:加热煮沸可洗脱玻璃仪器内壁的白色沉淀物。

(5)有机溶剂:如丙酮、乙醚、乙醇等可用于洗脱油脂、脂溶性染料污痕等;二甲苯可洗脱油漆污垢。

二、实验用品及实验环境的消毒灭菌

(1)灭菌:指杀灭或清除传播媒介上的一切微生物,包括细菌芽孢在内的全部病原微生物和非病原微生物的过程。

(2)消毒:指杀灭或清除传播媒介上的病原微生物,使其达到无害化的过程。并不一定能杀死含芽孢的细菌或非病原微生物。

(3)防腐:防止或抑制体外细菌生长繁殖的方法。

(4)无菌:即不存在活菌。

分子生物学实验中，基因克隆工程菌的增殖、重组质粒转化、细菌培养都需要对器具进行消毒灭菌。消毒灭菌法包括物理方法和化学方法。

（一）物理消毒方法

1. 热力法

高温对微生物有明显的致死作用。大多数无芽孢菌、酵母菌、霉菌的营养细胞，在 50～65 ℃液体中经 10～20 min 后死亡，100 ℃时迅速被杀灭。热力法有干热法和湿热法之分。

（1）干热法：是指湿度在 20% 以下、在 160～170 ℃温度下，利用热辐射和灭菌器内热空气的对流杀灭微生物及其芽孢的高热消毒法。其作用原理是高温使蛋白质变性、氧化破坏微生物原生质、使酶失活等致死作用。该法由空气导热，传热效果慢。一般繁殖体在干热 80～100 ℃中经 1 h 可被杀灭，芽孢在 160 ℃ 2 h 或 170 ℃ 1 h 可被杀灭。干热法包括干烤法、灼烧法和焚烧法。

1）干烤法：在烤箱内进行，160 ℃ 2 h 可灭菌，适用于金属、玻璃、陶瓷类制品的消毒，不能用于塑料、纤维制品、化学药品的消毒。

2）灼烧法：用火焰直接灼烧灭菌，适用于微生物操作用的接种针、接种环、涂菌棒及其他耐热玻璃器材的灭菌。

3）焚烧法：利用点燃燃料或在焚烧炉内燃烧的方法消毒，主要用于有传染性的废弃物的处理。

（2）湿热法：是指微生物受高温、高湿的影响，蛋白质和酶发生不可恢复的变性而导致微生物死亡的方法。包括蒸煮法、巴氏消毒法、流动蒸汽消毒法和高压灭菌法等。

1）蒸煮法：该法经济简便，效果好，蒸煮 20 min 可杀灭细菌繁殖体、病毒、真菌和细菌芽孢等，适用于食物、食具、棉织物、玻璃制品等的消毒。

2）巴氏消毒法：用较低温度杀灭液体物质中的病原微生物，而物品中有用的不耐热物质仍能保留的一种消毒方法，主要用于牛奶、血清、疫苗的消毒。

3）流动蒸汽消毒法：在常压条件下，利用流动蒸汽加热物品使其得到消毒的方法。

4）高压灭菌法：是指在密封的专门的灭菌器中利用压力蒸汽加热对物品进行灭菌的方法。当锅里的蒸气压力上升到 1.05 Pa 时，蒸汽温度可达 121 ℃。在此高温下，连续 20 min，可将微生物，包括细菌芽孢全部杀死。压力蒸汽达到的温度高，灭菌效果可靠，是医疗卫生工作使用最广泛的方法。凡能耐高温和潮湿的物品，如常用的培养基、生理盐水、衣服、纱布、玻璃器材等都可用此法消毒。

2. 电磁波法

（1）微波消毒：微波是一种电磁波，照射于物体时，引起物体内部分子间运动摩擦，在有水分存在时产生热效应，可杀灭所有微生物。该法加热物体快，里外均匀，不污染环境，不留残毒。水是微波强吸收介质，其吸收微波能产生热效应；金属对微波有强反射作用，无热效应，用微波消毒金属物品需用湿布包裹。

（2）红外线消毒：红外线是一种电磁辐射线，照射于物体产生热效应，起到杀菌作用，主要用于餐具消毒。125 ℃ 15 min 即可杀灭细菌繁殖体和病毒。

（3）紫外线消毒：紫外线照射一方面引起微生物细胞 DNA 同一链上相邻的两个胸腺嘧啶形成二聚体，导致微生物变异或死亡；另一方面引起蛋白质特别是酶蛋白结构变化而使其失活，致微生物死亡；同时还可引起 DNA-DNA 交联和 DNA–蛋白质交联形成，影响微生物的复制。

紫外线的杀菌能力强（波长 253.7 nm 的紫外线杀菌能力最强），但穿透能力低，灯管上的尘埃、油污均可影响其穿透，主要用于实验室房间里的空气、桌椅、操作台表面、物品表面及其他不能耐高温器皿的消毒，消毒时间为 30 min 至 2 h。用于室内空气消毒时，30 W 的紫外线灯管可照射 9 m² 的地面面积，距地面 2.0～2.5 m，照射时间需 30 min 以上。对物体表面消毒时，灯管功率应不少于 2 W/m²，距离台面 1.2～1.5 m。

该法的缺点是在照射的同时产生臭氧，污染空气，对人体有害。另外，橡胶制品、塑料制品经反复照射后会发生老化、脆裂而影响使用。注意：由于紫外线照射可引起眼炎及皮肤病变，应避免长时间照射。必要时，应戴防护眼镜、穿防护服。

3. 过滤除菌消毒法

过滤除菌消毒法是用细菌漏斗去除液体物质中的真菌、细菌等微生物的方法。主要用于培养液、胰蛋白酶消化液、抗生素、血清、维生素、糖类、蛋白质等的消毒。有些毒素由于不耐热，用加热等方法处理极易失活、变质，可用此法去除微生物。

滤器可分为抽滤式和加压式。抽滤式滤器与抽滤瓶相连，真空泵抽气形成负压以过滤液体。这种方法容易倒流而造成操作污染。加压式滤器的容器是密闭式的，加入待过滤的液体后，通以气体，形成压力，将液体过滤，其效果较好。操作时应注意压力不要过大。常用的滤器有 Zeiss 滤器、玻璃滤器、微孔滤膜滤器等。Zeiss 滤器为不锈钢的金属结构，中间夹有一层石棉制成的一次性纤维滤板，滤板具有一定的厚度，可承受一定的压力。滤板有不同规格，可根据待滤液体的用量进行选择。

一次性微孔滤膜滤器与 Zeiss 滤器结构相似，配合一定孔径的滤膜进行过滤灭菌。一次性滤器和滤膜均为灭菌包装，使用方便，且灭菌效果可靠，材料多为树脂，有数十毫升至数百毫升的不同规格。滤膜多由混合纤维素制成，孔径有 0.22、0.45、0.60 μm 等多种。0.22 μm 孔径滤膜即可达到除菌灭菌目的。滤膜薄而光滑，容易移动，安装滤膜时应注意不能偏移，并要注意滤膜的正反面，光面为正面，应向上。当过滤大量培养基时，可考虑使用两张滤膜，上面为 0.45 μm 滤膜，下面为 0.22 μm 滤膜。过滤完毕后，应核实滤膜是否移动和破裂。

(二) 化学消毒方法

化学消毒方法是指使用化学消毒剂、抗菌素等杀灭微生物的方法。

化学消毒剂通过本身对细胞的毒性，使蛋白质变性、凝固而失活进行杀菌。常用的化学消毒剂有含氯消毒剂，过氧化物类消毒剂，醛类、杂环类消毒剂，含碘消毒剂，醇类、季胺盐类消毒剂，酚类消毒剂，双胍类消毒剂。按杀菌作用强弱，可分为高效消毒剂、中效消毒剂、低效消毒剂。大多数情况下，化学消毒法效果不如热力法可靠，只有在必须时方可使用。使用时应根据被消毒物品的性质、微生物污染情况、灭菌要求进行综合考虑。

化学消毒剂作用方式包括浸泡、擦拭或喷洒消毒，气体或烟雾熏蒸（用杂环类气体消毒剂，如甲醛、过氧乙酸），粉剂喷洒消毒（含氯消毒剂可直接用药物粉剂进行地面消毒），喷雾消毒（气溶胶消毒法，消毒剂可通过喷雾形成气溶胶对空气进行消毒）。

抗生素灭菌主要用于培养液消毒，通常是在培养液中加入一定浓度的青霉素、链霉素，达到灭菌消毒作用。

常用消毒剂的种类、用法和用途见表 1.4.1。

表 1.4.1 常用消毒剂的种类、用法和用途

类　别	名　称	用　法	用　途
表面活性剂	新洁尔灭 杜灭芬 （消毒灵）	0.05%～0.10% 0.05%～0.10%	外科洗手，皮肤黏膜的消毒，手术器械的消毒 皮肤创伤冲洗，金属器械、塑料、橡皮管、棉织品等的消毒
醇类	乙醇	70%～75%	皮肤和体温计的消毒，不用于伤口和黏膜的消毒。无水乙醇先使细菌表面蛋白质变性而固化，不能渗透到细胞中间，而只有 70%～75% 的乙醇先渗入到细菌内部使蛋白质变性而杀灭细菌

(续上表)

类别	名称	用法	用途
酚类	石炭酸 来苏尔	3%～5% 2%	地面、家具、器皿表面和皮肤的消毒
酸碱类	醋酸 乳酸 生石灰	5～10 mL/m³ 等量水蒸发 10～15 g 或 20 mL 2%水溶液加温蒸发 加水（1:4 或 1:8）成糊状	房间的消毒，控制呼吸道感染 可消毒空气 100 m³，可用于喷雾，空气的消毒 排泄物及地面的消毒
重金属盐类	升汞 红汞 硝酸银	0.05%～0.10% 2%水溶液 1%	非金属器皿的消毒 皮肤黏膜、小创伤的消毒 新生儿滴眼，预防淋球菌感染
氧化剂	高锰酸钾 过氧化氢 过氧乙酸 碘酒 氯 漂白粉	0.1% 3% 0.2%～0.5% 2.0%～2.5% 0.2～0.5 mg/L 10%～20%	皮肤、尿道的消毒，蔬菜、水果的消毒 外耳道、口腔黏膜的消毒 塑料、玻璃、人造纤维的消毒，皮肤的消毒 皮肤的消毒 饮用水和游泳池的消毒 地面、厕所等的消毒
醛类	甲醛 戊二醛	10% 以 0.3% $NaHCO_3$ 调整 pH 至 7.5～8.5，再配成 2%溶液	浸泡，物品表面的消毒 房间空气的消毒：10%溶液加等量水，加温蒸发，密闭房间 6～24 h；或加半量高锰酸钾，产生烟雾，消毒效果更好。用于不能用热力法灭菌的物品，如精密仪器等
烷基化合物	环氧乙烷	塑料袋消毒法：用药量为 5 mL/L（0.001 335 g/L），作用 24 h（>15 ℃）	用于手术器械、敷料及手术用品等的消毒，亦可用于食具、皮毛等的消毒。有毒，使用时要注意防护；易爆炸，严禁与烟火接触
染料	龙胆紫	2%～4%水溶液	表面皮肤创伤的消毒

（三）实验环境与其他污染物的消毒

在分子生物学实验中，实验环境（培养室和超净台）的消毒对实验成败起着至关重要的作用。无菌培养室每天应用 0.2%的新洁尔灭（苯扎溴铵）拖洗地面 1 次（拖布要专用），紫外线照射消毒 30～60 min。超净工作台台面每次实验前要用75%的乙醇擦洗，然后紫外线消毒30 min。在工作台面消毒时，切勿将培养细胞和培养用液同时照射紫外线，消毒时工作台面上用品不要过多或重叠放置，以免遮挡射线，降低消毒效果。一些操作用具如移液器、废液缸、污物盒、试管架等用75%的乙醇擦洗后置于台内同时紫外线照射消毒。

若出现霉菌或顽固性细菌污染，要用福尔马林熏蒸消毒，每立方米容积使用福尔马林 10～15 mL，加高锰酸钾 5.0～7.5 g，密闭门窗，熏蒸 4 h 以上或过夜。由于福尔马林有刺激性，因而现在已多用1%～2%的过氧乙酸熏蒸。

有时因某些意外造成物体、桌面或地面污染，常用5%石炭酸处理2 min；若因操作不慎致使皮肤被病原性细菌污染，需用0.1%新洁尔灭浸泡洗涤至少20 min 或以0.2%～0.5%"84"消毒液浸泡5～10 min。若实验中可能接触肝炎病毒，所有的玻璃器皿均需要使用0.2%过氧乙酸或0.2%～0.5%"84"消毒液擦拭。

三、细菌接种技术

微生物的接种技术是基因操作中一项最基本的技术。为获得生长良好的纯种微生物，根据待检标本性质、培养目的和所用培养基的性质不同，可采用不同的接种方法，如斜面接种、穿刺接种、液体接种、平板接种等。因接种方法的不同，常需采用不同的接种工具，如接种环、接种针、"L"形玻璃管和涂布棒。为避免接种过程中标本中的细菌污染环境以及空气中的细菌污染培养物，细菌接种应在特定环境下进行。常用设备有超净工作台或无菌室。

（一）接种器具

接种环和接种针是最常用的接种细菌的工具，它们的使用方法是微生物学实验的最基本技能之一。接种针和接种环均由三部分组成，其环及针部分常用易于传热又不易生锈且经久耐用的白金或镍制成。接种环主要用于划线分离、纯种移种及涂片等；接种针主要用于穿刺接种及菌落的挑选。使用时，手持绝缘柄，先将接种环或接种针的金属丝部分垂直置于酒精灯外焰中烧红，然后斜持接种环或接种针，使其金属杆部分通过火焰外焰3次，待冷却后即可取标本。用毕，斜持接种环或接种针，先将金属丝染菌部位稍上部分置于酒精灯外焰中，使染菌部位的水分蒸发后，再将接种环或接种针垂直置于酒精灯外焰中烧红，然后使金属杆部分通过外焰3次。灭菌后搁于架上，切勿随手乱放，以免灼焦实验台面或其他物品。

（二）液体接种法

液体接种法用于肉汤、蛋白胨水等液体培养基的接种。用无菌接种环或牙签挑取单菌落，在接近液面的管壁上研磨，沾取少量培养基与之调和，火焰灼烧管口或瓶口，棉塞或胶塞盖紧管口，37 ℃恒温振荡培养 18～24 h。

（三）平板法

倒平板：将融化的琼脂培养基冷却至 45 ℃左右，在酒精灯火焰旁，以右手的无名指及小指夹持棉塞，左手打开无菌培养皿的盖的一边，右手持三角瓶向皿里注入培养基（内径 90 mm 的平皿 13～15 mL）。将培养皿稍加旋转摇动后，置于水平位置待凝，凝固后将平皿翻转，置 4 ℃保存。

1. 连续划线法

将金属接种环在火焰中烧红，在空气中冷却后（用无菌水或在培养基中迅速冷却）取菌种少许，左手持皿，拇指、食指和中指固定平皿，稍抬起皿盖，置酒精灯上方 5～6 cm，右手持已取种的接种环在琼脂平板表面之一侧边缘作起始线，再将接种环灼烧灭菌，冷却后自起始线沾取少许标本，使接种环与平板表面成 30°～40°角，运用腕力快速大幅度左右来回作密而不重的曲线形式连续划线接种，将整个平板布满曲线。划线完毕，盖上皿盖，在平板底面上用记号笔作好标记，如班级、姓名、菌种、接种日期等，37 ℃倒置培养 18～24 h。

2. 分区划线分离法

按连续划线操作要领，从起始线末端沾取标本后只划平板的 1/5～1/4，划毕灼烧灭菌接种环，待其冷却后，将手中培养皿旋转约 70°角，用接种环在划过线的第一区域接触一下，然后在第二区域进行划线，并以此对第三和第四区域进行划线。划线完毕，盖上皿盖，作好标记，37 ℃倒置培养 18～24 h。

3. 涂布法

取菌液 100 μL 左右分别滴于平板中间和四周，用无菌"L"形玻璃棒按一定方向涂布均匀，加皿盖后，室温静置 5 min 左右，待平板表面稍干，37 ℃倒置培养 18～24 h。

（四）斜面接种法

主要用于纯菌移种，进一步鉴定和保存菌种。无菌接种环挑取菌落后，伸入斜面培养基，从斜面底部向上先划一条直线，然后由底向上作曲线划线，再沿斜面底部向上轻轻来回连续划线，直至斜面顶部，加塞后，37 ℃倒置培养 18～24 h。

（五）穿刺接种法

主要用于菌种的保存。无菌接种针挑取菌种后，于半固体培养基的中心向下垂直刺入，直至离管底 5 mm 左右，接种针再沿原路退出。管口灼烧灭菌，加盖，37 ℃培养 18～24 h。

四、细菌培养技术

（一）细菌培养

细菌培养是一个复杂的技术。培养时应根据细菌种类和目的等选择培养方法、培养基，制订培养条件（温度、pH、时间、对氧的需求与否等）。一般操作步骤为先将标本接种于固体培养基上，做分离培养，再进一步对所得单个菌落进行形态、生化及血清学反应鉴定。注意：由于细菌无处不在，从制备培养基开始，整个培养过程必须按无菌操作要求进行，否则外界细菌污染标本，会导致错误结果；而培养的致病菌一旦污染环境，就会引起交叉感染。

1. 培养方法

一般培养法：也称需氧培养法，是将已接种好标本的各种培养基置于 37 ℃ 温箱中培养 18～24 h，一般细菌即可于培养基上生长。但菌量很少或难以生长的细菌需培养 3～7 天甚至 1 个月才能生长。

二氧化碳培养法：是将某些细菌，如脑膜炎球菌、布鲁杆菌，于增加 CO_2 环境中进行培养。常用的产生 CO_2 的方法有烛缸法、化学法和二氧化碳培养箱。

厌氧培养法：厌氧菌在无氧环境中放 2～3 天后可生长，个别细菌如结核菌要培养 1 个月。

2. 细菌生长情况观察

（1）液体培养基中生长情况观察：大部分细菌在澄清的液体培养基中培养后，培养液呈现均匀的浑浊；有的细菌如炭疽杆菌及链球菌呈沉淀生长，细菌沉于管底，但培养液并不浑浊；有的细菌如枯草杆菌、结核杆菌等则在液体表面生长形成菌膜，培养液仍较澄清。这些现象均有助于细菌的鉴别。

（2）半固体培养基中生长情况观察：半固体培养基琼脂含量少，黏度低，细菌在其中仍可自由运动。用接种针将细菌穿刺接种于半固体培养基中，如该菌有鞭毛，能运动，则细菌由穿刺线向四周游动弥散，培养后细菌沿穿刺线呈羽毛状或云雾状浑浊生长，穿刺线模糊不清。如细菌无鞭毛，不能运动，则穿刺线明显，细菌沿穿刺线呈线状生长，周围培养基仍然透明澄清。故半固体培养基可用来检查细菌的动力。

（3）琼脂平板中生长情况观察：观察细菌的菌落，从菌落的大小（直径 2～

3 mm 为中等大小)、形状（圆形或不规则形状）、颜色（水溶性色素或脂溶性色素）、表面情况（光滑或粗糙）、边缘（完整、齿状或花边状，或不规则）、透明度（透明、不透明或半透明）、凸起度（凸起、平凸、凹下）、湿度（湿润或干燥）、黏稠度（黏或不黏）、溶血性（菌落周围有无溶血环，是完全溶血环还是不完全溶血环）等方面对菌落进行描述。

（二）常用细菌培养基

培养基是指利用牛肉汤、蛋白胨、氯化钠、葡萄糖、血液等和某些细菌所需的特殊物质，按一定比例配制的供微生物生长繁殖和合成代谢产物所需要的营养物质的混合物。培养基的主要作用包括分离和繁殖细菌，保存菌种，鉴定细菌，生产菌苗、抗生素，进行细菌生理学的研究。培养基按成分的不同分为天然培养基、合成培养基、半合成培养基；按物理状态的不同分为固体培养基、液体培养基、半固体培养基；按用途的不同分为基础培养基、选择培养基、加富培养基和鉴别培养基。培养基制备过程包括调配成分、溶解、校正 pH、过滤澄清、分装、灭菌、质量检查和保存。

1. 牛肉膏蛋白胨培养基

牛肉膏蛋白胨培养基是细菌学研究中最常用的天然培养基，是一种应用最广泛和最普通的细菌基础培养基，有时又称为普通培养基。由于这种培养基中含有一般细胞生长繁殖所需要的最基本的营养物质，所以可供微生物生长繁殖之用。在配方中，不加琼脂时叫做肉汤培养基，加入琼脂所配成的固体培养基一般用于细菌的分离、培养和测数。

配方：牛肉膏 5.0 g、蛋白胨 10.0 g、NaCl 5.0 g、琼脂 20.0 g、自来水 1 000 mL，调节 pH 至 7.0。

2. LB 培养基

LB 培养基是微生物学实验中最常用的培养基，用于培养大肠杆菌等细菌，其加入琼脂制成的平板用于筛选以大肠杆菌为宿主的克隆。尽管该培养基的名称被广泛解释为 Luria-Bertani 培养基，然而根据其发明人贝尔塔尼（Giuseppe Bertani）的说法，这个名字来源于英语的 lysogeny broth，即溶菌肉汤。生化分子实验中一般用该培养基来预培养菌种，使菌种成倍扩增达到使用要求。

配方：胰蛋白胨（tryptone）10 g、酵母粉（yeast extract）5 g、NaCl 10 g，水加至 1 L，调节 pH 至 7.0 后高温灭菌。如需要制成平板，在调节 pH 后加入 1.5% 的琼脂再灭菌。

（三）菌种的保存与复苏

微生物个体微小，代谢旺盛，生长繁殖快，如果保存不妥容易发生变异和杂菌污染，甚至导致细胞死亡等现象，因此，在保藏过程中，必须使微生物的代谢处于最不活跃或相对静止的状态，才能在一定的时间内使其不发生变异而又保持生活能力。低温、干燥和隔绝空气是使微生物代谢能力降低的重要因素。菌种保藏方法虽多，但都是根据这3个因素而设计的。

1. **短期保存**

大多数菌株在液体培养基中置于4 ℃冰箱可存活1周；在固体培养基中，用封口膜封闭培养皿倒置于4 ℃冰箱中可存活1周至1个月。

固体斜面法：在30 mL的试管中倒入5 mL高温灭菌后冷却至50 ℃左右的LB固体培养基，将试管斜靠在支持物上，使培养基的前沿位于试管长度的1/2处，待培养基凝固后，用无菌接种针沾取过夜培养的LB平板上的单菌落，于斜面上划线接种，无菌橡皮塞封口，在4 ℃冰箱中可存活1～3个月。

2. **中期保存**

穿刺法：在无菌试管中加2～3 mL琼脂培养基制成固体培养基，用灭菌接种针挑取分散良好的单菌落或沾取浓菌液，针缓慢穿过琼脂到达瓶底，连续几次，管盖勿拧紧，在适宜温度下保温过夜，再加封口膜，在室温下或4 ℃下避光可保存1～2年。

3. **长期保存**

甘油冻存法：挑取LB平板的单菌落接种于液体培养基中，37 ℃培养10～15 h至菌密度达1.0～1.5 OD_{600}，加保存液无菌甘油至终浓度为15%～30%或加二甲基亚砜（DMSO）至终浓度为30%，混匀分装至菌种保存管，置-70 ℃或液氮中可存活数年。

冷冻干燥法：取一支菌种斜面，加5 mL灭菌脱脂牛奶，吸管吹打混匀，制成菌悬液，再将菌悬液按0.5～1.0 mL分装至安瓿管，将安瓿管置冷冻干燥机中冷冻干燥，抽真空，再用火焰熔封管口，置4～10 ℃冰箱中可保存数年以上。

4. **复苏**

用接种环或灭菌牙签挑取少许冻结的菌种到平皿上，37 ℃培养8～12 h即可。切记，在接种过程中不得使保种瓶中的菌种化冰。

五、细胞培养技术

在整体条件下研究单个细胞或某一群细胞体内的功能活性是十分困难的,把细胞分离到体外培养并进行观察研究将比较方便。细胞培养是从体内组织取出细胞,模拟体内环境,在一定的条件下使其生长繁殖,并维持细胞的结构和功能的一项技术。培养的对象可以是单个细胞或细胞群,如心肌细胞、纤维细胞及淋巴细胞等。常见的细胞培养包括原代培养、传代培养和肿瘤细胞培养等。

体外培养细胞根据它们在培养器皿中是否能贴附于支持物上的生长特征,可分为贴附型生长细胞和悬浮型生长细胞两大类,其中绝大部分属于贴附型生长细胞。

细胞培养的步骤可分为准备工作、取材、培养、冻存及复苏等。细胞培养的基本条件有:合适的细胞培养基、优质血清、无菌无毒细胞培养环境、恒定的细胞生长温度、合适的气体环境等。细胞培养生长过程包括潜伏期、指数增生期、停滞期。

细胞培养有许多优点,包括:研究的条件可以人为地控制,研究的样本可以达到比较均一性,研究的内容便于观察和纪录,研究的范围比较广等。细胞培养是一种研究活细胞的良好方法,利用这一技术,可进行多方面的研究。主要有:细胞与细胞之间的相互作用,细胞内部与外界之间的作用,细胞内胞质的活动等的研究。所以,尽管细胞培养有一定的局限性,但仍可用于各个领域的研究。

(一) 细胞培养的环境

1. 细胞培养基

(1) 基础培养基。细胞培养基是细胞生长繁殖的体外环境,其提供了细胞生长增殖的基础物质。大多数培养基是建立在平衡盐溶液(BSS)基础上,添加了氨基酸、维生素和其他与血清中浓度相似的营养物质。最广泛应用的培养基是Eearle's MEM 的混合物,其中含有 13 种必需氨基酸、8 种维生素。而 Ham's F12 包括非必需氨基酸,维生素的范围亦很广,另外,含有无机盐和代谢添加剂(如核苷酸)。Dulbecco's 改良培养基——DMEM,现应用于快速生长的细胞,同 MEM 含有相同的营养成分,但浓度高出 2~4 倍。

(2) 血清。普通的细胞在单纯的基础培养基中不能生长增殖,而在特殊类型的细胞培养中必须提供某些微量营养物质及生长因子才能使细胞得以生长并维持生长状态。基础培养基需要添加血清,血清终浓度多为 5%~20%。普遍应用的血清种类有胎牛血清、小牛血清与马血清。胎牛血清中富含有丝分裂因子,常选其作为增殖细胞用的血清,也用于细胞系和原代培养。而马血清常常用来作有丝分裂后的神经元培养。然而，很多人也将胎牛血清用于神经元培养，也有人用马血清来培养胶质细胞。不同的情况需要的营养物质不同，所以要根据实验的要求选用符合条件的血清。

血清的不同批号含有不同的成分，许多人认为，应该在使用前对血清进行测试。大多数试剂商提供样品，所满意的批号即可选用，这样可以一次得到足够一年用量的血清。血清在使用前通常在56℃下加热30 min，这一过程称为灭活。

（3）无血清培养基。虽然血清给细胞提供许多必需的营养物质，然而一些细胞的培养基中不需要添加血清。这是1979年神经细胞培养时的一个重要发现，用化学添加剂即可维持神经细胞存活与生长而不需要在培养基中添加血清。其工作基础是用合适的激素、营养物和促贴壁的物质的组合置换培养基中的成分，最后找到适合大多数细胞培养的试剂配方，该配方称为N2，专门用于神经细胞的培养。随后又发展了能支持原代培养的各种神经元生长的培养基，这种培养基在许多实验室里已取代了有血清培养。在某些培养方案中，细胞直接进入无血清培养，这样的培养基可以消除来自血清的不均一性。更为重要的是，它们可用来检测生长因子以及其他促进神经元存活或生长的因子，或者用来检测那些可保护神经元免遭环境毒物损伤的制剂。专用于神经元的培养基在某些培养环境中还可以降低非神经元细胞的增殖，故可使神经元纯化。

（4）抗生素。培养环境的无菌状态是保证细胞生长的首要条件，因而通常培养基中要加入抗生素。最常用的抗生素是青霉素（常用质量浓度是25～100 μg/mL）与链霉素（25～100 μg/mL）。这两种抗生素常混合使用。庆大霉素（10～100 μg/mL）通常有广谱抗菌效应，并具有溶液稳定性，故也被一些实验室使用。

2. 培养的保持

细胞生长需要合适的微环境，主要包括温度及培养基的pH，一般细胞培养箱能提供细胞培养的这些条件。孵箱能提供细胞生长的合适温度，一般为37℃或较低温度。细胞在低温时可有较长时间的忍耐限度，但当温度升至39℃时，几小时内即死亡。孵箱可以自动将95%的空气与5%的CO_2混合很快达到培养基的设计要求，从而通过培养基中的缓冲液，调节细胞生长需要的pH，一般为7.2～7.4。一定的湿度可避免培养皿中培养基的蒸发，保持孵箱中的湿度通常是在箱底部放一盘水，盛水容器应经常消毒以防霉菌生长。当培养物必须长期保持在孵箱中时，应采用较小的培养瓶、皿，且将盖子盖紧以避免蒸发，或采用相应的按比例供空气的孵箱。

（二）细胞培养的基本方法

在细胞培养过程中，常用到的实验方法有原代、传代、复苏和冻存。其中需要注意的事项有：整个细胞培养的过程当中要注意无菌操作；操作液氮时应小心，以免冻伤；注意冻存和复苏的原则——慢冻快融。

1. 细胞的原代培养

用直接从机体获取的细胞进行的首次培养叫原代培养或初代培养。这是建立各种细胞系的第一步，是获取细胞的主要手段。由于原代培养的细胞刚从活体组织分离出来，在一定程度上反映生物体内的生活状态，适合做药物测试、细胞分化等研究。原代培养可分为胰酶消化法和组织块培养法两种。

（1）胰酶消化法：是将动物机体的各种组织从机体中取出，经各种酶（常用胰蛋白酶）、螯合剂（常用 EDTA）或机械方法处理，分散成单细胞，置合适的培养基中培养，使细胞得以生存、生长和繁殖的方法。本法适于大量组织培养，但实验成本高，易污染，步骤多。

（2）组织块培养法：是将组织剪成块后，接种于培养瓶的方法。该法简便易行，适于少量组织的培养。

2. 细胞的传代培养

离体培养的细胞群体增殖到一定密度时，细胞的生长和分裂速度就会减慢，若不及时分离传代培养，细胞将逐渐衰老死亡。传代培养是指细胞由原培养瓶内分离稀释后接种到新的培养瓶的过程。贴壁培养细胞的传代常采用胰蛋白酶消化，把细胞分散成单细胞再传代，而悬浮生长细胞的传代则用直接传代法或离心传代法。

（三）细胞计数及活力测定

1. 细胞计数

培养的细胞在一般条件下要求一定的密度才能生长良好，故需要对细胞计数，计数的原理与血细胞计数相同。

（1）将血球计数板及盖片擦拭干净，并将盖片盖在计数板上。

（2）将细胞悬液吸出少许，滴加在盖片边缘，使悬液充满盖片和计数板之间，静置 3 min。

（3）镜下观察，计算计数板 4 大格细胞总数，压线细胞只计左侧和上方的。然后按下式计算：

$$细胞数（个/mL）= 4 大格细胞总数/4 \times 10\ 000$$

注意：镜下偶见由两个以上细胞组成的细胞团，应按单个细胞计算；若细胞团占 10% 以上，说明分散不好，需重新制备细胞悬液。

2. 细胞活力

在细胞群中总有一些因各种原因而死亡的细胞，总细胞中活细胞所占的百分比叫细胞活力。组织分离细胞和复苏后的细胞一般均要检查活力。利用台盼蓝染色，死亡细胞着色，活细胞不着色来区分活细胞与死亡细胞；或者是利用细胞内某些酶与特定的试剂发生显色反应来测定细胞相对数和相对活力。

3. MTT 法测细胞相对数和相对活力

活细胞中的琥珀酸脱氢酶可使噻唑蓝（MTT）分解产生蓝色结晶状甲瓒颗粒积于细胞内和细胞周围。其量与细胞数呈正比，也与细胞活力呈正比。

（1）细胞悬液以 1 000 r/min 离心 10 min，弃上清液。
（2）沉淀加入 0.5～1.0 mL MTT，吹打成悬液。
（3）37 ℃下保温 2 h。
（4）加入 4～5 mL 酸化异丙醇（定容），打匀。
（5）1 000 r/min 离心，取上清液用酶标仪或分光光度计 570 nm 比色，酸化异丙醇调零点。

（四）细胞的冻存及复苏

1. 细胞的冻存

细胞冻存是细胞保存的主要方法之一。在细胞培养过程中，为防止细胞株不断传代引起的细胞老化、支原体污染和基因变异，需要通过冻存技术保存细胞，以便在提供利用时，可迅速繁殖。

在不加保护条件下直接冻存细胞，细胞内外环境中的水会形成冰晶，导致细胞内发生一系列变化而造成细胞死亡。在培养基中加入甘油或 DMSO 等冰冻保护剂会使冰点降低，在缓慢冻存条件下，能提高细胞膜对水的通透性，使细胞内的水分渗出细胞外，减少冰晶形成，避免细胞受损，保存细胞活力。甘油和 DMSO 对细胞无毒性、相对分子质量小、溶解度大、易穿透细胞，使用的浓度范围在 5%～15% 之间。

细胞的冻存与复苏采用慢冻快融的方法。标准的冷冻速度开始为 −1～−2 ℃/min，当温度低于 −25 ℃ 时可加速，下降率可增至 −5～−10 ℃/min，到 −80 ℃ 后可直接投入液氮内。液氮是最理想的冷冻剂，它的沸点是 −196 ℃，在此温度下，对标本 pH 无影响，汽化时不留沉淀，细胞可在液氮中长期保存。

2. 细胞的复苏

复苏与冻存的要求相反，应采用快速融化的方法，这样可能保证细胞外结晶在很短时间内融化，避免由于缓慢融化使水分渗入细胞内形成胞内再结晶对细胞造成损伤。复苏细胞时可直接将装有细胞的冻存管投入到 40 ℃的热水中快速解冻。

（五）体外培养细胞的分型

1. 贴壁型

大多数培养细胞是贴壁生长。大致可分为四型。

（1）成纤维细胞型：胞体呈梭形或不规则三角形，中央有卵圆形核，胞质突起，生长时呈放射状。

（2）上皮型细胞型：细胞呈扁平不规则多角形，中央有圆形核，细胞彼此紧密相连成单层膜。

（3）游走细胞型：细胞呈散在生长，一般不连成片，胞质常突起，呈活跃游走或变形运动，方向不规则。

（4）多型细胞型：有一些细胞，如神经细胞难以确定其规律和稳定的形态。

2. 悬浮型

悬浮型见于少数特殊的细胞，如某些类型的癌细胞及白血病细胞。胞体圆形，不贴于支持物上，呈悬浮生长，这类细胞易大量繁殖。

（六）培养细胞生命期

细胞在培养中持续增殖和生长的时间称为细胞生命期。在细胞生存过程中，大致都经历以下三个阶段。

1. 原代培养期

从体内取出组织接种培养到第一次传代的阶段为原代培养期，一般持续 1～4 周。此期细胞呈活跃的移动，可见细胞分裂，但不旺盛。

2. 传代期

初代培养细胞一经传代后便改称为细胞系。在全生命期，此期的持续时间最长。在培养条件较好的情况下，细胞增殖旺盛，并能维持二倍体核型，呈二倍体核型的细胞称为二倍体细胞系。一般情况下，当传代 10～50 次后，细胞增殖逐渐缓慢，以至完全停止，细胞进入第三期。

3. 衰退期

此期细胞仍然生存,但增殖很慢或不增殖,细胞形态轮廓增强,最后衰退凋亡。

(七) 体外培养细胞的种类和命名

(1) 细胞系:初代培养物开始第一次传代培养后的细胞称为细胞系。如细胞系的生存期有限,称为有限细胞系;已获无限繁殖能力、能持续生存的细胞系,称为连续细胞系或无限细胞系。

(2) 克隆细胞株:从一个经过生物学鉴定的细胞系用单细胞分离培养或通过筛选的方法,由单细胞增殖形成的细胞群,称为细胞株。由原细胞株进一步分离培养出与原株性状不同的细胞群,称为亚株。

(3) 二倍体细胞:细胞群染色体数目具有与原供体二倍细胞染色体数相同或基本相同的细胞群,称为二倍体细胞。

(4) 遗传缺陷细胞:从有先天遗传缺陷者取材(主要为成纤维细胞)培养的细胞,或用人工方法诱发突变的细胞,都属遗传缺陷细胞。这类细胞可能具有二倍体核型,也可呈异倍体。

(5) 肿瘤细胞系或细胞株:这是现有细胞系中最多的一类,我国已建的细胞系主要为这类细胞。肿瘤细胞系多由癌瘤建成,多呈类上皮型细胞,常已传几十代或百代以上,并具有不死性和异体接种致瘤性。对已建成的各种细胞系或细胞株,习惯上都给以名称,细胞的命名无严格统一规定,大多用有一定意义的缩写字或代号表示。如 HeLa 为供体患者的姓名(来源于宫颈癌),CHO 为中国地鼠卵巢细胞(Chinese hamster ovary)。

六、实验材料的采集与处理

在分子生物学实验中,分析组织中各种物质的含量、活性都需利用特定的生物样品。由于实验的特殊要求,往往需要将实验材料预先做适当处理,以掌握此种实验材料正确处理与制备的方法,这是做好实验的先决条件。分子生物学实验最常用的是人体或动物样品的全血、血清、血浆及白细胞,有时也采用尿液做实验;组织样品则常用肝、肾、胰、胃黏膜或肌肉等制成组织糜、组织匀浆、组织切片或组织浸出液等,以用于各种生化实验。

(一) 血液样品

血液样品在分子生物学实验中是很常用的一种生物材料。研究目的不同,对血样的处理也不尽相同。通常采血所用的注射器、试管等应用肝素包被，或者是用低温保存的肝素润湿。可能的话，所有溶液配制等操作均应在 5 ℃ 条件下快速完成。对于较大体积的样品（＞5 mL），最好将红细胞、白细胞、血浆分开。

1. 全血

取清洁干燥的试管或其他容器，收集人或动物的新鲜血液，立即与适量的抗凝剂充分混合，同时轻轻摇动，使血液与抗凝剂充分混合，以免形成凝血小块。取得的全血若不立即进行实验，应储存于 4 ℃ 冰箱中。也可储存于液氮中或 -80 ℃ 冰箱中，可存几个月。

常用的抗凝剂有草酸钾、柠檬酸钠、氟化钠或肝素等，可视实验要求而定。抗凝剂用量不应过多，以免影响实验结果。通常每毫升血液加 1～2 mg 草酸盐、5 mg 柠檬酸钠或 5～10 mg 氟化钠，肝素仅需要 0.1～0.2 mg。最好是将抗凝剂制成适当浓度的水溶液，然后取 0.5 mL 放入准备盛血的试管中，再横放蒸干（肝素不宜超过 30 ℃），抗凝剂会在管壁上形成一层薄膜，使用时较为方便，效果也好。

2. 血浆

用干燥清洁的注射器等采得抗凝血，低速（1 000 r/min）离心 10 min，血球下沉，上清液即为血浆，分装冻存于 -20 ℃，短期可存放于 2～8 ℃。质量上乘的血浆应为淡黄色。注意防止溶血，采血用具皆需清洁干燥，取出血液也不能剧烈振摇。

3. 血清

收集不加抗凝剂的血液，在室温下 5～20 min 即自行凝固，通常经 3 h，血块收缩而分出血清。为促使血清尽快析出，必要时可用离心的方法缩短时间，并取得较多的血清。

制备血清也要防止溶血，一方面，仪器要干燥；另一方面，血块收缩后，要及早分离出血清，因为放置过久，血块中的血球也可能溶血。

4. 白细胞层

抗凝血离心吸取上层血浆后，吸出漂浮在红细胞表面的一层白细胞带，再用 5～10 倍体积的碳酸盐缓冲液（PBS）将红细胞洗 2 次后离心，最后将片状沉淀物快速冻存。白细胞层用红细胞裂解液（ACK）溶解（0.15 mol/L 氯化铵、0.01 mol/L 碳酸氢钾、0.1 mol/L Na_2EDTA），直到变成澄清的红色（约 5 min）。在 500 r/min 离心 5 min 后，小心吸去 ACK 和红细胞碎片，剩下的白细胞会重新悬浮于

ACK 中。2 min 后，细胞成团沉淀，此时再用 PBS 洗。如果沉淀物仍为红色，则将整个过程重复 1 次，而后将其冻存。

或者直接加等体积的 PBS 于抗凝全血中，混匀，缓慢转入另一已加入淋巴细胞分离液的离心管中，并使上述混合液处于淋巴细胞分离液液面之上，3 000 g 离心 30 min。用移液枪小心分离出白细胞层；再用 PBS（1×）清洗白细胞，离心回收白细胞，弃去上清。

5. 血液样品的保存

用于核酸定性检测时，采集的抗凝全血应在 48 h 内分离外周血单个核细胞和血浆，否则应在 24~48 h 内分离血浆和血细胞。用于抗体检测的血清或血浆样品，应存放于 -20 ℃以下，短期（1 周）内进行检测的样品可存放于 2~8 ℃。用于抗原和核酸检测的血浆和血细胞样品应冻存于 -20 ℃以下，进行病毒 RNA 检测的样品如需保存 3 个月以上，应置于 -80 ℃下。

（二）细胞样品

1. 悬浮细胞

悬浮细胞培养液倒入离心管中，离心沉淀细胞，弃上清液。加入 1 mL PBS 悬浮细胞，转入小离心管中，低速离心沉淀细胞，弃去 PBS，放入 -70 ℃冰箱中保存。干冰运输。

2. 贴壁细胞

（1）从培养容器中吸出并弃去培养液。将细胞沉淀（$1×10^7$ 个细胞）中加入 Trizol 裂解液（Trizol 用量与细胞贴壁面积有关，约 15 cm^2 细胞需要加入 1 mL Trizol），反复吸打几次后，目视可见细胞层溶解完全。-70 ℃下保存或干冰运输。

（2）约 $1×10^7$ 个贴壁细胞经胰酶消化后加入 PBS 悬浮细胞，低速离心收集，弃去液体，加入 1 mL PBS 悬浮细胞，转入小离心管中，低速离心沉淀细胞，弃去 PBS，放入 -70 ℃冰箱中保存。干冰运输。

（三）组织样品

1. 组织样品处理的通用方法

在分子生物学实验中，经常采用离体组织作为实验材料。但由于生物组织中含有大量的催化活性物质，必须在冰冷条件下进行离体组织的采集，并且应尽快完成测定，否则其所含物质的量和生物活性物质的活性都将发生变化。一般采用断头法处死动物，放出血液，在 5 min 内取出所需脏器或组织，去除脂肪和结缔组织之后，用冰冷生理盐水或 PBS 洗去血液，再用滤纸吸干，切为小块，直接放入液氮或 -70 ℃ 冰箱中保存。或者根据不同的目的，用以下不同的方法制成不同的组织样品：

（1）组织糜。将组织用剪刀迅速剪碎，或用绞肉机绞成糜状即可。

（2）组织匀浆。新鲜组织称量后剪碎，加入适量匀浆制备液，用高速电动匀浆器或者玻璃匀浆器磨碎组织（注意须在冰上操作），或者直接加液氮研磨成匀浆，再进行后续实验。若不能马上进行实验，需将样品放入液氮、干冰中或直接放入 -20 ℃、-70 ℃ 冰箱保存。常用的匀浆制备液有生理盐水、缓冲液、Krebs-ringer 溶液及 0.25 mol/L 蔗糖等，可根据实验的不同要求加以选择。

（3）组织浸出液。将上法制成的组织匀浆加以离心，其上清液即为组织浸出液。

（4）组织切片。在清洁的木块或玻璃板上铺一张预先用冰冷生理盐水润湿过的滤纸，将新鲜组织一小块平放于此滤纸上，左手用载玻片轻轻接好组织（不可用力挤），右手用先经冰冷生理盐水润湿过的锋利刀片从靠近载玻片的水平方向切下组织，切入时刀片必须保持平稳，使切片厚薄均匀，一般要求切片的厚度为 0.2 cm 左右。制成的切片在扭力天平上称量后，放入冰冷 Krebs-ringer 溶液中待用。

2. 用于特殊研究的样品的处理

（1）用于染色体研究的软组织的处理：室温下将全部或部分样品浸入 0.9% 的生理盐水中，在数分钟内将样品送至实验室，最迟也要在一二个小时之内送到。

（2）用于成纤维细胞培养的组织的处理：通常采用幼体动物组织用于细胞培养。在一个个体中，癌组织和肺组织是最好的，其他软组织也可以用。细胞培养应尽量采用新鲜组织，捕杀几天后的动物组织仍能用来培养。总之，样品越快到实验室，成功的可能性就越大。如果取样时需切开活体动物的皮肤，则应当在无菌的条件下进行。

（3）用于酶及其他蛋白质研究的软组织的处理：将软组织切成 1 cm 见方的小块，包好并迅速冻存。如将组织块浸泡在 2% 的苯甲醛中，在室温下放置，某些酶的活性可保持几个月。一些鱼类蛋白质可以用市场上买来的材料进行分析。

（4）用于核 DNA 研究的软组织的保存：将组织切成 1 cm 见方的小块，包起来冻存。或将其放入几倍体积的 80% 乙醇，于 4 ℃ 下存放。两种方法中以前一种方法更好。

（5）用于制备 DNA 的毛发及精子样品的保存：虽然以前从干燥的或用福尔马林固定的毛发及精子样品中提取过 DNA，但最可靠的保存方法是冻存。必须注意的一点是，尽可能地减少其他来源的 DNA 对样品的污染，特别是实验者的手，因为 PCR 反应对微量 DNA 是很敏感的。

（6）用于提供 RNA 的软组织的保存：RNA 会在极短的时间内被破坏，因此必须在动物死亡或活检后 1～2 min 内迅速将其切成 1 cm 的小块，并放入液氮中冻存。

（四）尿液样品

由于一天之中不同时段排出尿液的成分随食物、饮水及一昼夜内生理变化等的影响而有很大的差异，因此应根据实验要求收集尿液。收集的尿液如不能立即进行实验，则应置于 4 ℃处保存。必要时可在收集尿液时即于收集的玻瓶中加入防腐剂如甲苯、盐酸等，通常每升尿中约加入 5 mL 甲苯或 5 mL 盐酸即可。如需收集动物尿液，可将动物置于代谢笼中，其排出的尿液经笼下漏斗流入瓶中而收集。

七、试剂及样品的保存

（一）试剂的保存

1. 实验室试剂的管理

（1）通用试剂的摆放应有一定的规则，某一试剂应有相对固定的位置，以便于查找、取放。可以按酸、碱、盐等分类，也可以根据试剂名称按 A、B、C、D 等放置。个人专用试剂要个别存放，以防混乱。

（2）购置试剂时，要确认保存有效期，购入后，应在试剂瓶上写上购入日期，开启使用时，应记录开启日期。

（3）需要特别注意的试剂，如有毒、易燃、易爆或容易氧化、潮湿等试剂，应建立专门管理档案或由专人负责，以确保安全。

2. 保存原则

物质的保存方法，与物质的物理、化学性质有关。实验室在保存化学试剂时，一般应遵循如下 8 条原则：

（1）密封：多数试剂都要密封存放，这是实验室保存试剂的一个重要原则。突出的有以下 3 类：易挥发的试剂，如浓盐酸、浓硝酸、浓溴水等；易与水蒸气、二氧化碳作用的试剂，如无水氯化钙、水玻璃等；易被氧化的试剂（或还原性试剂），如亚硫酸钠、氢硫酸、硫酸亚铁等。

（2）低温：对于室温下易发生反应的试剂，要采取措施低温保存。如苯乙烯和丙烯酸甲酯等不饱和烃及其衍生物在室温下易发生聚合，过氧化氢易发生分解，因此要在 10 ℃以下的环境保存。

（3）通风：多数试剂的存放要遵循通风这一原则。特别是易燃有机物、强氧化剂等。

（4）避光：见光或受热易分解的试剂，存放时要避免光照，置阴凉处。如硝酸、硝酸银等，一般应盛放在棕色试剂瓶中。

（5）防蚀：对有腐蚀作用的试剂，要注意防蚀。如氢氟酸不能放在玻璃瓶中；强氧化剂、有机溶剂不可用带橡胶塞的试剂瓶存放；碱液、水玻璃等不能用带玻璃塞的试剂瓶存放。

（6）抑制：对于易水解、易被氧化的试剂，要加一些物质抑制其水解或被氧化。如氯化铁溶液中常滴入少量盐酸；硫酸亚铁溶液中常加入少量铁屑。

（7）隔离：如易燃有机物要远离火源；强氧化剂（过氧化物或有强氧化性的含氧酸及其盐）应与易被氧化的物质（炭粉、硫化物等）隔开存放。

（8）特殊措施：特殊试剂要采取特殊措施保存。如钾、钠要放在煤油中，白磷放在水中；液溴极易挥发，要在其上面覆盖一层水等。

实验室中大部分试剂都具有多重性质，在保存时要综合考虑各方面因素，遵循相应的原则。

3. 保存方法

（1）一般试剂：通常在室温条件下保存，所说室温一般指 25 ℃左右，如室内温度长时间超过 30 ℃，需考虑必要的降温。

（2）避光试剂：应放在棕色试剂瓶内，如有条件可放在 4 ℃冰箱内或放在试剂架较暗处，避免阳光直射。必要时可用铝箔包裹或加盖。

（3）易潮解、吸水试剂：放在干燥处最为理想，但干燥器内干燥状态的维持，试剂的放入、取出都有一些不便，故一般情况放在普通试剂架上也可。要注意的是，一旦启封，必须用蜡膜严密封闭试剂瓶口。此外，在购置此类试剂时，尽量选购小包装。

（4）冷藏保存试剂：4 ℃保存。一般家用冰箱即可满足，但因冰箱门的多次开启常常会影响箱内实际温度，故对严格要求低温的试剂，应保存在实验室专用冰箱中。

（5）冷冻保存试剂：-20 ℃保存。应放置在实验室专用低温冰箱中。分子生物学实验中最常用的各种酶因厂家已加入一定比例的甘油，在 -20 ℃情况下不会冻结，但不宜存放在更低温度条件下。

（二）核酸的保存

1. DNA 的保存

DNA 的结构与性质相对稳定，一次性制备的核酸样品若保存完好往往可以满足多次实验的需要。在制备过程中，DNA 有可能被所用的化学试剂污染，重金属的污染和酚降解的氧化产品等都能引起磷酸二酯键的断裂；紫外线的照射能引起胸腺嘧啶二聚体和交联体的产生；在分子氧和可见光的条件下，溴化乙锭也会影响 DNA；所以不纯的 DNA 样品不能很好地贮存。作为一般原则，DNA 纯度越高，在任何条件下贮存的时间会越长。

DNA 具有高水溶性，可用灭菌纯水贮存。

DNA 为两性解离分子，在碱性条件下较稳定，所以一般用 Tris-EDTA 缓冲液（即 TE，pH 8.0），4 ℃、−20 ℃保存。TE 的 pH 为 8.0，是为了减少 DNA 的脱氨反应，其中 EDTA 的作用是通过螯合二价金属离子而抑制 DNA 酶的活性。若在 DNA 样品中加入 1 滴氯仿，可防止细菌和核酸酶污染。DNA 的长期贮存应该具有高盐浓度（至少 1 mol/L 的 NaCl 或其他盐分）和 10 mmol/L 的 EDTA。一般 DNA 沉淀先溶解在低离子强度溶液（如 TE）中，以后如果需要再加盐。

由于 DNA 在有机溶剂和非极性溶剂中是相当难溶的，故放在无水乙醇内可保存 1~2 年，−70 ℃可保存 5 年以上。

干的 DNA 沉淀可在 −20 ℃贮存 6 个月，而用乙醇沉淀的 DNA 可以在 −20 ℃下无限期保存。

如果经常使用，高纯度的 DNA 最好贮存在 4 ℃的环境中。用于贮存 DNA 的冰箱应优选不除霜的冰箱。当 DNA 经常冻融交替循环，会使 DNA 的单链、双链断裂。

DNA 的运输：高纯度的 DNA 能够以水溶液的形式在室温、4 ℃（即冰中）或冻存在冰中运输，也可以以在干燥的 DNA 中加入乙醇的形式运输。如果 DNA 的纯度值得怀疑，不要用水溶液的形式在室温下运输。污染微量的核酸酶会导致运输途中 DNA 的严重降解。

2. RNA 的保存

RNA 可溶于 0.3 mol/L 的醋酸钠溶液或双蒸水中，在 −70 ℃或 −80 ℃保存。

RNA 的长期保存可以以沉淀形式贮存于乙醇中，在 −20 ℃的情况下，非常安全。

（三）酶的保存

不同的限制酶往往保存在大致相似的缓冲液中，这种特定配方的缓冲液能使酶活性维持较长时间。常用的保存缓冲液各组分作用如下：

Tris-HCl（pH 7.4~7.8）：维持稳定的 pH 范围。

50~100 mmol/L NaCl 或 KCl：提供一定的离子强度。

0.1 mmol/L EDTA：络合掉能激活限制酶的镁离子。

1 mmol/L DTT：保护酶分子上的还原性基团。

200～500 mg/L BSA：牛血清白蛋白可提高溶液中蛋白质的浓度，防止蛋白质分子浓度过低而导致酶分子变性。

50%的甘油：使酶液保存于-20 ℃不至冻结。

1～5 g/L 的 Triton-100：非离子型表面活性剂，能防止蛋白质分子表面变性。

八、溶液的混匀法

样品与试剂的混匀往往是实验成败的关键之一，为使反应体系内各物质迅速地互相接触，必须借助于外加的机械作用。混匀时须防止容器内液体溅出或被污染，严禁用手指直接堵塞试管口或锥形瓶口振荡。常用于试管和烧杯的混匀的方法大致有以下几种：

（1）旋转法：右手掌心顶住试管上口，五指拿紧试管，利用腕力使管向一个方向作圆周运动，使管内液体形成旋涡而混匀。该法适用于试管中液体较多或小口器皿，如锥形瓶。

（2）甩动法：右手持管上部，将试管轻轻甩动振摇即可混匀。此法适用于液体较少时。

（3）指弹混匀法：用手持容器，手腕用力前后摇动使内容物混匀。还可用左手持试管上端，用右手指轻轻弹动试管下部，使管内溶液作旋涡运动；或用右手持试管上端，在左手掌上打击的方法混匀内容物。

（4）颠倒混匀法：适用于有塞的容量瓶及有塞试管内容物的混匀。一般试管内容物混匀时可用聚乙烯等薄膜封口，再用手按住管口颠倒混匀。

（5）吸管混匀法：用清洁吸管将溶液反复吸放数次，使溶液充分混匀。成倍稀释某种液体往往采用此法。

（6）用振荡器混匀：将需要混合的液体装入容器内（液体约占容器的1/3），手持容器放在振荡器的工作台上（或用附件固定）即可混匀。混匀速度视需要可进行调整。

（7）玻棒搅动法：适用于烧杯、量筒内容物的混匀。如固体试剂的溶解和混匀。

九、实验室废弃物的处理

（一）感染性生物材料的处理

实验室应有盛装废弃物的容器，最好是防碎裂的，里面盛装适宜的消毒液，消毒液使用时新鲜配制。废弃物应保持和消毒液直接接触并根据所使用的消毒液选择浸泡时间，然后把消毒液及废弃物倒入一个容器里以备高压或焚烧处理。盛装废弃物的罐子在再次使用前应高压处理并洗净。

所有感染性材料都应该在防渗漏的容器里高压灭菌，在处理以前，感染性材料装入可高压的黄色塑料袋。高压处理后，这些材料可放到运输容器里以备运输至焚烧炉。可重复使用的运输容器应防渗漏，并且有密闭的盖子，这些运输容器在送回实验室重新使用前要消毒并清洗干净。

焚烧是处理污染物（包括宰杀后的实验动物）的最后步骤，污染物的焚烧必须取得公共卫生机构和环卫部门的批准，也要得到实验室生物安全员的批准。

（二）非感染性生物材料的处理

（1）单克隆抗体、质粒、细胞等非感染性生物材料应集中放置在指定的位置，以备高压蒸汽灭菌后废弃。

（2）用来盛放的容器应用消毒液浸泡。

（3）严格与感染性生物材料区分，防止二者混放。

（4）过期的生物性试剂材料应废弃，禁止使用。

（三）有毒、有害化学物品的处理

（1）强酸、强碱等化学物品必须经过中和反应，消除其腐蚀性后，方可废弃。

（2）其他的液体废弃物必须经过足够的稀释，对环境与人体无害后，方可废弃。

（3）含有有毒、有害化学物品的试验材料在使用后应置于带有明显危险标志的容器内，送至指定地点统一处理。

（四）同位素废物的处理

参见本书第一部分第一章第二节的相关内容。

（五）锐器的处理

（1）使用后的注射针头不应再次使用。

（2）完整的注射器应装在防刺透利器盒里，并且不能装满，当装至容积的3/4时就应放入感染性材料容器里拿去焚烧。

（3）利器盒不许混入垃圾里。

（4）一次性注射器应该放入容器里焚烧，必要时先高压处理后再焚烧。

第二部分 实 验

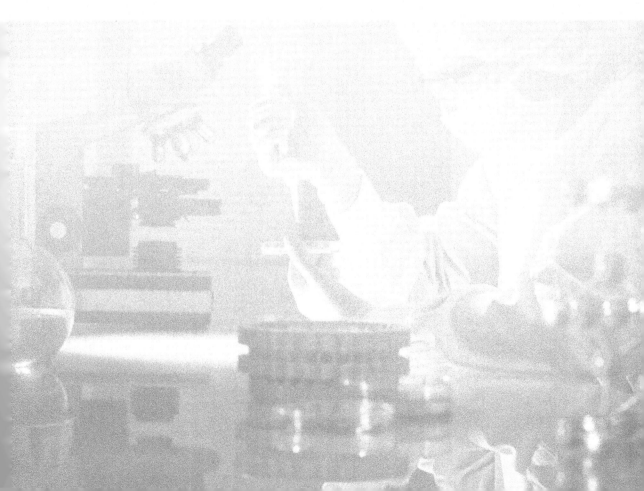

实验一 质粒 DNA 的提取及鉴定

（一）实验目的

(1) 掌握细菌接种和培养技术。
(2) 掌握碱裂解法小量提取质粒 DNA 的原理和方法。
(3) 掌握琼脂糖凝胶电泳检测质粒 DNA 的方法。

（二）实验原理

1. 细菌培养概述

细菌培养是一种根据不同的细菌种类和培养目的等，选择合适的培养方法、培养基以及培养条件（包括温度、pH、时间、对氧的需求等）而展开的较复杂的生物技术。一般需要先作分离培养，将样本接种于固体培养基上，再进一步对单个菌落进行形态、生化及血清学反应鉴定。斜面接种、穿刺接种、液体接种、平板接种等为细菌接种普遍采用的方法。常用的为平板接种法，平板接种法又可分为连续划线法、分区划线分离法、涂布法。需要注意的是，由于细菌在自然界中无处不在，因此整个培养过程必须严格无菌操作，否则外界细菌污染标本，会导致错误结果，严重的则会引起交叉污染，甚至因培养的致病菌而污染环境。

培养基是指利用牛肉汤、蛋白胨、氯化钠、葡萄糖、血液等和某些细菌所需的特殊物质，按一定比例配制的提供微生物生长繁殖和合成代谢产物所需要的营养物质的混合物。培养基的主要作用包括：分离和繁殖细菌，保存菌种，鉴定细菌，生产菌苗、抗生素，进行细菌生理学的研究。培养基制备过程包括调配成分、溶解、校正 pH、过滤澄清、分装、灭菌、质量检查和保存。牛肉膏蛋白胨培养基、LB 培养基为细菌培养常用培养基。

2. 细菌质粒 DNA 的提取

提取细菌质粒是根据环状 DNA 分子具有相对分子质量小、易于复性的特点而进行的。根据拓扑学上的差异来分离共价闭合环状质粒 DNA 与线性染色体 DNA 是碱裂解法提取质粒的基础。在 pH 为 12.0～12.6 的碱性环境中，十二烷基硫酸钠（SDS）可使细菌的细胞壁与细胞膜均破裂，释放出其染色体 DNA、RNA 及质粒 DNA。此时，所有双链 DNA 解聚成单链，而质粒 DNA 超螺旋共价闭合环状结构的两条互补链不完全分离。当 pH 恢复到中性时，在高盐浓度下，大分子量的染色体 DNA 只是部分复性，并形成不溶性的网状结构，与细胞碎片、部分蛋白质和不稳定的大分子量的 RNA 一起可通过离心去除。而环状质粒 DNA 的两条互补链仍保持在一起，迅速复性，溶解于上清中，从而达到初步分离的目的。见图 2.1.1。

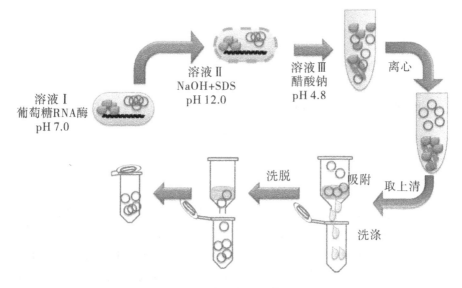

图 2.1.1　碱裂解法提取质粒流程示意

而试剂盒采用改进 SDS-碱裂解法裂解细胞，离心吸附柱内的硅基质膜在高盐、低 pH 状态下选择性地结合溶液中的质粒 DNA，再通过漂洗液将杂质和其他细菌成分去除，最后以低盐、高 pH 的洗脱缓冲液将纯净质粒 DNA 从硅基质膜上洗脱。

3. 琼脂糖凝胶电泳的原理

电泳是分离和纯化 DNA 片段的常用技术。DNA 分子在琼脂糖凝胶中泳动时有电荷效应和分子筛效应。DNA 分子是一种两性电解质，由于在高于其等电点的 pH 溶液中带负电荷，因此在电场中会向正极移动。DNA 双螺旋结构糖-磷酸骨架存在重复性，相同长度的 DNA 分子几乎带有等量的净电荷。不同长度的 DNA 片段就会表现出不同的迁移率，即分子越大，迁移率越低，据此可进行 DNA 的分离。该过程可以通过示踪染料以及相对分子质量标准参照物和样品一起进行电泳而得到检测。

不同相对分子质量的 DNA 可以通过凝胶电泳分离，相对分子质量相同但构型不同的 DNA 分子可以通过凝胶电泳鉴别。在抽提质粒 DNA 过程中，由于各种因素的影响，超螺旋的共价闭合环状结构的质粒 DNA 的一条链断裂，变成开环 DNA (open circle DNA)，若两条短链发生断裂，就转变为线状 DNA (linear DNA)。这三种构型的分子有不同的迁移率。一般情况下，超螺旋型分子迁移速度最快，其次为线性分子，最慢的是开环 DNA 分子。

根据制备凝胶的材料，凝胶电泳可以分为两个亚类：琼脂糖凝胶电泳和聚丙烯酰胺凝胶电泳。琼脂糖凝胶虽然在分离度上比聚丙烯酰胺差一些，但在分离范围上优于聚丙烯酰胺，而且操作方便，是一种实验室常用的分离和纯化 DNA 片段的方法。一般琼脂糖凝胶适用于分离大小在 0.2～50.0 kb 范围内的 DNA 片段。

（三）实验设备

细菌超净台、恒温摇床、冷冻离心机、37 ℃ 细菌培养箱、三孔水浴箱、高压灭菌锅。

（四）材料和试剂

1. 材料

已灭菌的移液器及枪头、细菌培养皿、"L" 形玻璃棒、离心管、EP 管及 EP 管架、试管及试管架、0.22 μm 小滤器、废液缸、250 mL 盐水瓶 10 个、广口玻璃瓶 10 个、蓝口瓶 15 个。

本实验已保存的 pEGFP-N3、pET-28a 菌种；50 g/L 卡那霉素、LB 液体培养基、1 L 50×TAE 缓冲液、琼脂糖凝胶、质粒提取试剂盒（北京天根）、灭菌水、铝制饭盒、旧报纸、Marker 笔、75% 乙醇喷壶。

2. 试剂

（1）Kana 抗生素储存液：0.5 g Kana 固体粉末溶于 10 mL 灭菌水中，0.22 μm 滤器过滤除菌得 50 g/L 储存液，1.5 mL EP 管分装，-20 ℃ 保存，工作质量浓度为 50 mg/L。

（2）LB 液体培养基（200 mL）配方：胰蛋白胨 2 g，酵母提取物 1 g、NaCl 2 g 加去离子水至 200 mL，搅拌均匀，高压蒸汽灭菌 20 min。

LB 平板培养基配方：锥形瓶中配置 LB 液体培养基 100 mL，并加入琼脂粉 1.5 g，高温高压灭菌 20 min，冷却到约 60 ℃。

超净台中操作：在酒精灯火焰旁，以右手无名指及小指夹持棉塞，左手打开无菌培养皿的盖一边，右手持三角瓶向培养皿里注入培养基约 15 mL，共制备 2 块无抗生素 LB 平板，将剩余的培养基中加入 Kana 60 μL，轻摇混匀，再制备 4 块 Kana 平板，待琼脂凝固后将培养皿封口，做好标记后，倒置，于 4 ℃保存（抗生素比例 1∶1 000，终浓度为 50 mg/L）。

（3）50×TAE 缓冲液：Tris 碱 242 g、冰乙酸 57.1 mL、$Na_2EDTA \cdot 2H_2O$ 37.2 g（pH 8.0），三蒸水补足 1 L。工作液浓度为 1×TAE。

（4）上样缓冲液及 DNA Marker（条带）：1 kb Ladder（标准样品）[见图 2.1.2（a）]，DL 2000 [见图 2.1.2（b）]。

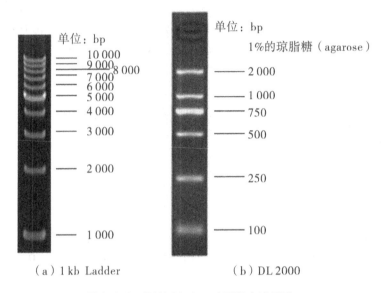

（a）1 kb Ladder　　（b）DL 2000

图 2.1.2　DNA Marker 琼脂糖电泳图谱

（5）1% DNA 琼脂糖凝胶。

（6）100 mL 双蒸水（ddH₂O），灭菌后 EP 管分装保存。

（7）50% 甘油 100 mL，高压灭菌后 4 ℃保存备用（用于保菌）。

（五）操作方法

1. 天根质粒小提（试剂盒法）

（1）在细菌超净台中（每次使用前紫外灭菌 30 min），分别用枪头挑取 pEG-FP-N3、pET-28a 菌种（保存于 −80 ℃）转接入 5 mL LB 培养基中，并加入 5 μL Kana 抗生素储存液，37 ℃ 230 r/min 转速摇菌过夜（14～16 h），每个菌种各摇 4 管，Marker 笔标记以区分。注意：在接种过程中动作应迅速，不得使 EP 管中菌种融化。

（2）次日，细菌超净台中保菌：pEGFP-N3、pET-28a 菌种各选取 2 管，取 500 μL 菌液于 EP 管中，各加入等量 50% 的甘油，混匀后放入 -80 ℃ 冰箱中保存。吸取剩余菌液于 1.5 mL 的 EP 管中，10 000 r/min 离心 1 min，弃上清，尽可能倒干上清，重复操作 2 次直至菌液无残余，离心收集菌体沉淀。注意：各组菌种应标记菌种名称、保存日期、保存人等详细信息，以便区分。

（3）用 250 μL 溶液Ⅰ（葡萄糖 RNA 酶，pH 7.0）重悬菌体沉淀，枪头吹打重悬菌体，室温静置 2～3 min。

（4）轻缓加入 250 μL 溶液Ⅱ（NaOH + SDS，pH 12.0），轻轻上下颠倒混匀 4～6 次，使菌体充分裂解，室温放置 3 min，直至溶液呈清亮，并有黏性。注意：切勿在旋转器上剧烈振荡。

（5）加入 350 μL 溶液Ⅲ（醋酸钠，pH 4.8），温和颠倒混匀 4～6 次。室温放置 5 min，12 000 r/min 离心 10 min，小心吸取上清至吸附柱中。注意：切勿吸到蛋白沉淀。

（6）室温下，12 000 r/min 离心 1 min，弃收集管中滤过液。加入 500 μL 去蛋白液 PD 于吸附柱中，12 000 r/min 离心 1 min，弃收集管中废液。

（7）加入 600 μL 漂洗液 PW 于吸附柱中，静置 1 min，12 000 r/min 离心 1 min，弃收集管中废液。

（8）重复步骤（7）1 次。

（9）12 000 r/min 空离心 2 min，尽量去除乙醇。

（10）取出吸附柱，将其套入一个干净的 1.5 mL EP 管中，在硅基质膜中央部位加入 40 μL、60 ℃ 预热的灭菌水（ddH$_2$O），室温放置 2 min，12 000 r/min 离心 1 min。

（11）弃吸附柱，EP 管中溶液中含有目的质粒 DNA，置于 4 ℃ 或 -20 ℃ 保存。

（12）紫外分光光度法测定 DNA 的含量。OD_{260} 值为 1 时相当于约 50 mg/L 双链 DNA，40 mg/L 单链 DNA。

2. 琼脂糖凝胶的制备

（1）配制琼脂糖凝胶：根据 DNA 的大小，参照表 2.1.1 决定凝胶中琼脂糖浓度。如 1% 琼脂糖凝胶配方为：称取 0.5 g 琼脂糖，放入锥形瓶中，加入 50 mL 1×TAE 缓冲液，用保鲜膜封口，刺一个小孔。置于微波炉中中档加热 2 min 至溶液澄清。

（2）制备胶板：将有机玻璃内槽洗净，晾干，放入制胶模具中，并在固定位置插上梳子，梳子尺寸的选择根据具体上样量而定。

（3）待凝胶冷却至不烫手时，加入 2.5 μL Gold View 染色（5 μL/100 mL），

轻轻摇匀。注意：动作不宜过大，避免产生气泡。

（4）将凝胶液倒入长方形制胶板中，凝胶厚度一般为 0.3～0.5 cm。倒凝胶液时要缓慢，以防气泡产生，如有气泡可用移液枪吸出。

（5）室温静置半小时以上，待冷却凝固后拔出梳子，并将胶块放入电泳槽中准备加样。

表 2.1.1　琼脂糖凝胶 DNA 分辨率

琼脂糖凝胶/%	DNA 片段大小/kb
0.5	1.0～30.0
0.7	0.8～12.0
1.0	0.5～10.0
1.2	0.4～7.0
1.5	0.2～3.0
3.0～4.0	0.1～1.0

3. 质粒电泳的鉴定

（1）电泳槽中加入 1×TAE 缓冲液，液面高出凝胶表面 1～2 mm 即可，用微量加样枪将样品分别加入孔内。加样前，在 DNA 样品中加入 6×Loading Buffer（上样缓冲液。6×表示使用时稀释 6 倍），混匀。注意：用移液枪吹打混匀时，要防止产生气泡，否则影响加样。

（2）加样后，盖上电泳槽盖，接通电源。调节电压保持在 90 V，电流在 80 mA 以上。当溴酚蓝移动到距胶板下沿 1/2～2/3 的位置时，可停止电泳。

（3）停止电泳后，切断电源，取出胶块，放入凝胶成像系统中拍照并记录分析结果。

（六）结果分析

观察凝胶电泳结果，计算质粒浓度，并分析质粒提取纯度。

（七）注意事项

（1）所用器具必须严格清洗，最后要用双蒸水冲洗 3 次，凡可以进行灭菌的试剂与器具都要经过高压蒸汽灭菌，防止外源性核酸酶对 DNA 的降解以及其他杂质的污染。

（2）细菌培养容器最好用三角烧瓶，其容量至少应为培养液体积的 4 倍，从而保证氧气的供应。细菌培养不要超过 16 h，否则细菌会崩解，引起细菌大量死亡，导致质粒丢失。

（3）收集菌体提取质粒前，培养基要去除干净，同时保证菌体在悬浮液中充分悬浮。

（4）溶液Ⅰ在用前加入 RNase A，并置于 4 ℃保存，现用现取。

（5）在碱裂解提质粒的方法中，关键之一是加入溶液Ⅱ的时机，这决定了 DNA 变性与复性的时间。既要使溶液Ⅱ与染色体 DNA 充分作用使之变性，又要保证质粒 DNA 不会因作用时间过久而发生不可逆的变性。若质粒变性过度，将引起提取效率下降、内切酶切割困难等一系列问题。因此，加入溶液Ⅱ时切忌剧烈振荡，时间不应超过 5 min。

（6）加入溶液Ⅲ离心后，倘若上清中还有微小白色沉淀，可再次离心后取上清。

（7）上样量不应超过孔体积，否则样品会溢出，很可能造成相邻样品的交叉污染。

【思考题】

(1) 细菌接种技术主要有哪几种？试简述各种接种方法的特点。
(2) 质粒载体与天然质粒相比有哪些改进？质粒的基本性质有哪些？
(3) 抽提质粒的基本原理是什么？
(4) 质粒抽提实验中溶液Ⅰ、Ⅱ、Ⅲ各有什么作用？
(5) 什么是质粒多克隆位点（MCS）？

实验二 构建重组质粒 EGFP/pET-28a

（一）实验目的

（1）了解限制性核酸内切酶消化 DNA 的原理，掌握 DNA 酶切的方法和操作技术。

（2）学习和掌握琼脂糖凝胶回收 DNA 片段的原理和方法。

（3）掌握琼脂糖凝胶电泳分析酶切结果的方法。

（4）掌握体外连接目的片段 DNA 和质粒载体的原理和方法

（二）实验原理

DNA 重组技术是 20 世纪 70 年代发展起来的，是 DNA 克隆的一项关键技术。所谓 DNA 重组，就是 DNA 分子内或分子间发生的遗传信息的重新共价组合过程，即 DNA 的重新组合。这种重新组合的 DNA 是由两种不同来源的 DNA 组合而成，所以称作重组体或嵌合 DNA。

1. 限制性内切核酸酶

限制性核酸内切酶是一类能特定识别双链 DNA 中某段碱基顺序的核酸水解酶（水解磷酸二酯键）。根据酶的识别切割特性、催化条件及是否具有修饰酶活性，可分为Ⅰ、Ⅱ、Ⅲ型 3 类。通常所说的 DNA 限制性核酸内切酶就是Ⅱ型酶。限制性内切酶的作用效率受多方面因素影响，如反应温度、缓冲体系、离子种类与浓度、DNA 纯度和甲基化程度等。根据酶切目的和要求不同，可有单酶切、双酶切或部分酶切等不同方式。DNA 的纯度对于酶切效果的影响也很大，因为蛋白质、酚、氯仿、SDS 等杂质都会抑制限制性内切酶的活性。

2. 克隆载体

DNA 克隆中不可或缺的基本元件之一是载体，目的基因片段只有与载体片段共价结合形成重组体后，进入适合的宿主细胞才能进行复制。分子克隆中主要有 4 种类型的载体：质粒、噬菌体、柯斯质粒和病毒。其中质粒 DNA 是最常用的载体，但运载能力较低；柯斯质粒是质粒和 λ 噬菌体 DNA 的结合体，运载能力最高。

3. DNA 连接酶

连接是利用 DNA 连接酶将目的片段和载体重组的过程。具有相同黏性末端的 DNA 分子易通过碱基互补配对形成一个相对稳定的结构。连接酶利用这个相对稳定的结构，行使间断修复的功能，就可以促进两个 DNA 分子连在一起。常用的 DNA 连接酶有两种：T4 噬菌体 DNA 连接酶和大肠杆菌 DNA 连接酶。它们均具有将两个相同黏性末端的 DNA 分子连接起来的功能，但 T4 噬菌体 DNA 连接酶还促使两个平末端 DNA 分子的连接，应用更为广泛。

DNA 重组连接的方法大致分为 4 种：黏性末端连接、平末端连接、同聚物接尾连接、接头连接。黏性末端连接法是最常用的 DNA 连接方法。大多数限制性内切酶都可以产生黏性末端，而且酶切片段基本不需要做什么处理就可以用于连接，操作方便，经济省时。通过黏性末端连接的重组体，只要用原来的酶切割重组体就可以很容易地回收外源片段。另外，也可以通过双酶切来获得黏性末端，并可进行定向重组连接。

4. 重组 DNA 分子导入受体细胞

连接反应中形成的重组子及其他质粒分子的混合群体必须通过转入宿主细胞将它们相互分离，进而进行自主复制。用含 Ca^{2+} 的溶液处理大肠杆菌细胞会易于吸收外源 DNA，这一过程被称为转化（transformation）。转化过程所用的受体细胞一般是限制-修饰系统缺陷的变异株，即不含限制酶和甲基化酶的突变株。受体细胞经过一些特殊方法（如电击法、$CaCl_2$ 等化学试剂法）处理后，细胞膜的通透性发生变化，成为能容许含有外源 DNA 的载体分子通过的感受态细胞（competent cell）。大肠杆菌的转化过程是将质粒分子或连接反应生成的分子混合物与感受态细胞的悬浮液混合放置一定时间，以使得 DNA 能被细胞吸收。DNA 进入细菌的确切机制仍不清楚。将混合溶液于 42 ℃ 热处理 1～2 min，会诱导涉及 DNA 修复的酶以及其他细胞成分的生成，这样可导致细胞从转化过程的不正常状态恢复，提高转化效率。然后加适量生长培养液于转化细胞，并在适温下培养，最后涂布于琼脂平板表面，培养形成细菌单菌落。

如果转化反应中的所有感受态细胞都能在琼脂平板上生长，则会形成成千上万的克隆，且大多数克隆中都不含质粒，转化将是无效率的，因此需要一种筛选含有质粒克隆的方法。通常是利用质粒载体携带有某一抗生素抗性基因来实现筛选的，例如 β-内酰胺酶基因（Amp^r）赋予细胞对氨苄青霉素抗性，若将转化的细胞涂布于含氨苄青霉素的平板，则只有那些含有被转化质粒，从而表达 β-内酰胺酶的细胞才能生存并生长增殖。这样可以确定转化后在氨苄青霉素平板上形成的克隆都是从携有完整 β-内酰胺酶基因的质粒的单个细胞增殖而成。见图 2.2.1。

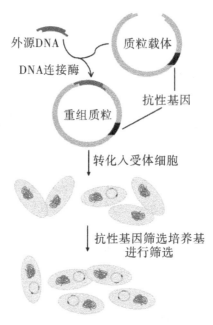

图 2.2.1 重组质粒的构建与转化

本实验采用 BamH I 和 Not I 这两种限制性内切酶对质粒 pEGFP-N3 进行双酶切，用于制备目的片段 EGFP，同时双酶切 pET-28a 空载体，用琼脂糖凝胶回收试剂盒纯化 EGFP 基因片段和 pET-28a 载体，电泳鉴定酶切结果。利用 T4 DNA 连接酶将目的片段和载体连接，构建重组质粒，转化入 E. coli DH5α 大肠杆菌中，筛选并鉴定阳性克隆。质粒图谱见图 2.2.2（资料来源：http://www.youbio.cn/sites/default/files/product/documents/vector/PET_28%2B_map.pdf）。

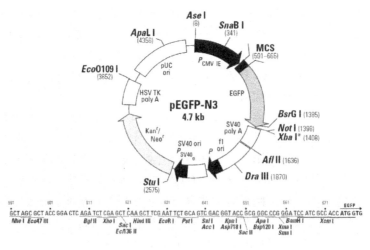

(a) pEGFP-N3 质粒图谱

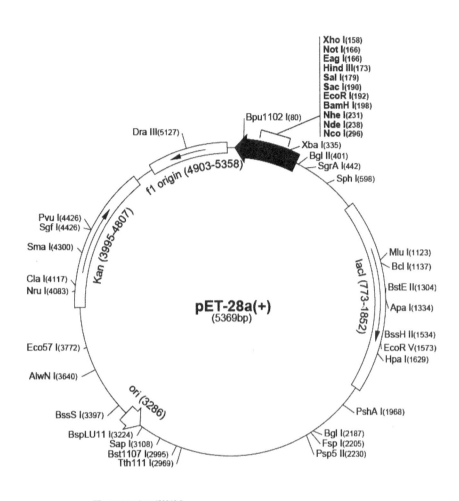
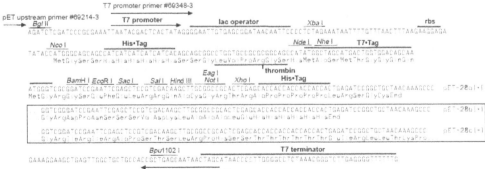

(b) pET-28a(+) 质粒图谱

图 2.2.2　pEGFP-N3 和 pET-28a 质粒图谱

（三）实验设备

恒温水浴锅、低温水浴锅、漂板、电泳仪、紫外切胶板、手术刀、移液器、台式离心机、凝胶成像系统、超净台、EP 管、恒温摇床、雪花制冰机等。

（四）材料与试剂

1. 材料

冰盒、漂板、Kana 抗性 LB 平板、"L"形玻璃棒、离心管、EP 管及 EP 管架、试管及试管架；DH5α 大肠杆菌感受态细胞，LB 液体培养基，实验一提取的 pEGFP-N3、pET-28a 质粒，E. coli DH5α 感受态细胞。

2. 试剂

限制性核酸内切酶：QuickCut™ *Bam*H Ⅰ、QuickCut™ *Not* Ⅰ 及对应的缓冲液（Takara 公司），T4 连接酶，琼脂糖凝胶回收试剂盒（北京天根），DNA Marker DL2000、1 kb Ladder，Kana 抗生素，LB 培养基。

（五）操作方法

1. QuickCut™ *Bam*H Ⅰ 和 QuickCut™ *Not* Ⅰ 分别双酶切 pEGFP-N3、pET-28a 质粒

双酶切体系 1 见表 2.2.1。

表 2.2.1　双酶切体系 1

试　　剂	用　　量
pEGFP-N3 质粒	$(1\sim2~\mu g)~x~\mu L$
Buffer K	$1~\mu L$
BSA	$2~\mu L$
*Bam*H Ⅰ	$1~\mu L$
Not Ⅰ	$1~\mu L$
ddH$_2$O	补足至 $20~\mu L$

按此体系，分别加入 0.5 mL EP 管中，共酶切 4 管，置于漂板上，37 ℃ 水浴

酶切 30 min。

双酶切体系 2 见表 2.2.2。

表 2.2.2　双酶切体系 2

试　剂	用　量
pET-28a 质粒	(1 ~ 2 μg) x μL
Buffer K	2.5 μL
BSA	5.0 μL
BamH I	2.5 μL
Not I	2.5 μL
ddH$_2$O	补足至 50.0 μL

按此体系，分别加入 0.5 mL EP 管中，共酶切 2 管，置于漂板上，37 ℃水浴酶切 30 min。注意：限制性内切酶最后加入，手弹混匀或用吸头轻轻上下吹吸，EP 管壁上勿挂液滴。

2. 琼脂糖凝胶电泳检测酶切结果

将上述反应液置于 65 ℃水浴 10 ~ 15 min，终止酶切反应，酶切产物进行琼脂糖凝胶电泳，90 V 30 min。在长波紫外光（280 ~ 320 nm）的照射下，判断 DNA 位置，用干净的手术刀割下含有回收 DNA 的琼脂块。

3. 胶回收纯化 DNA 步骤（参见天根公司试剂盒操作手册）

（1）柱平衡：向吸附柱中加入 500 μL 平衡液 BL，12 000 r/min 离心 1 min，倒掉收集管中的废液，将吸附柱重新放回收集管中。

（2）将单一的目的 DNA 条带从琼脂糖凝胶中切下（尽量切除多余部分）放入干净的离心管中，称量（事先称好空的离心管）。切割条带位置：pEGFP-N3 约为 770 bp，pET-28 约为 5 400 bp 处的条带。

（3）向胶块中加入 3 倍体积溶胶液 PN：当回收的目的片段 < 150 bp 或琼脂糖凝胶浓度 > 2% 时，建议使用 6 倍体积溶胶液 PN（如凝胶为 0.1 g，其体积可视为 100 μL，依此类推）。50 ℃水浴放置 10 min，其间不断温和地上下翻转离心管，以确保胶块充分溶解。如果还有未溶的胶块，可补加一些溶胶液或继续放置几分钟，直至胶块完全溶解（若胶块体积过大，可事先将胶块切成碎块）。注意：胶块完全溶解后最好将胶溶液温度降至室温再上柱，因为吸附柱在较高温度时结合 DNA 的能力较弱。

（4）将上一步所得溶液加入一个吸附柱中（吸附柱放入收集管中），室温放置 2 min，12 000 r/min 离心 1 min，倒掉收集管中的废液，将吸附柱放入收集管中。注意：吸附柱容积为 800 μL，若样品体积大于 800 μL，可分批加入。

（5）向吸附柱中加入 600 μL 漂洗液 PW（使用前先检查是否已加入无水乙醇），12 000 r/min 离心 1 min，倒掉收集管中的废液，将吸附柱放入收集管中。注意：如果回收的 DNA 是用于盐敏感的实验，例如平末端连接实验或直接测序，建议 PW 加入后静置 2～5 min 再离心。

（6）向吸附柱中加入 600 μL 漂洗液 PW，12 000 r/min 离心 1 min，倒掉废液。

（7）将吸附柱放回收集管中，12 000 r/min 离心 2 min，尽量除尽漂洗液。将吸附柱开盖于室温下放置数分钟，彻底晾干，以防止残留的漂洗液影响下一步的实验。注意：漂洗液中乙醇的残留会影响后续的酶反应（酶切、PCR 等）实验。

（8）将吸附柱放到一个干净离心管中，向吸附膜中间位置滴加 30 μL 的 ddH$_2$O，室温放置 2 min，12 000 r/min 离心 2 min，收集 DNA 溶液。

（9）目的片段和载体的酶切产物分别胶回收后电泳检测 DNA 纯度，测定浓度并计算连接反应所加入 DNA 的体积。［注：$P_{m(DNA)} = P_{M(DNA)} \times 660 \times$ 碱基数，式中，P_m 表示 DNA 分子的质量，P_M 表示 DNA 分子的摩尔数］

4. 目的基因 EGFP 与酶切载体 pET-28a 的连接

（1）表 2.2.3 为目的基因 EGFP 与酶切载体 pET-28a 的连接体系。

表 2.2.3　EGFP 与 pET-28a 的连接体系

试　　剂	用　　量
DNA：EGFP/pET-28a（摩尔数之比）	5∶1～10∶1
10 × T4 DNA Ligase Buffer	1.0 μL
T4 DNA Ligase	0.5 μL
ddH$_2$O	补至 10.0 μL

（2）每组需做两管连接体系。为提高连接效率，需 16 ℃下连接过夜。反应结束后保存于 −20 ℃。

（3）进行转化实验时，取 5 μL 连接产物转化到 50 μL 大肠杆菌感受态 DH5α 中（见下"5. 细胞转化"），次日平板挑取单克隆鉴定连接效果。

5. 细胞转化（细菌超净台中操作，使用前紫外灭菌 30 min）

（1）细菌超净台中操作，在 50 μL 的感受态细胞 DH5α 中加入 5 μL 连接产物，同时设置对照组，空载体 pET-28a 同法转化。轻轻旋转混匀混合物，冰浴 30 min。

（2）42 ℃热激 90 s。期间不可晃动，热激后立即静止冰浴 1～2 min。

（3）在 1.5 mL EP 管中加入 800 μL 不含抗生素的 LB 培养基，套入漂板置于摇床中，37 ℃ 150 r/min 转速温和振荡 1 h。

（4）10 000 r/min 离心 30 s 菌液，弃掉约 700 μL 上清。

（5）用残留菌液混匀菌体沉淀后，将剩余菌液分区均匀涂布在 Kana 平板上，37 ℃细菌培养箱中正置培养 1 h 以保证菌液吸收。

（6）1 h 后翻板，37 ℃下倒置培养过夜（14～16 h）。

大肠杆菌转化流程示意见图 2.2.3。

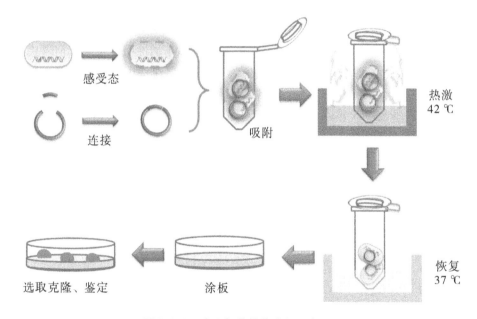

图 2.2.3 大肠杆菌转化流程示意

（六）结果分析

观察平板上克隆的生长情况。

（七）注意事项

（1）内切酶品种很多，使用时应根据说明书注意温度、缓冲液用量（一般每

2～5单位酶 1 μg DNA)等反应条件。酶应在 -20 ℃ 冰箱中保存,取酶的操作必须严格在冰浴条件下进行,酶用完后应立即放回冰箱。不要将酶在冰浴中放置过久,或放在高于 0 ℃ 以上的环境中,以防止酶失活。

(2) 为了避免交叉污染,各样品用不同的枪头,且每次取酶时务必换吸头,以免造成限制性内切酶被污染。

(3) 限制酶中含有 50% 的甘油以防冻结,为防止星活性 (star activity),反应体系中的甘油应尽量控制在 10% 以下。

(4) 进行分离 DNA 片段的电泳时,应先清洗电泳槽,并使用新的电泳液。电泳后的胶应放在干净的塑料膜上进行切割处理,胶一定要割得尽可能小。

(5) 勿将含有 DNA 的凝胶长时间地暴露在紫外灯下,以减少紫外线对 DNA 造成的损伤。要回收 DNA 时,尽可能缩短光照时间并采用长波长的紫外灯 (300～360 nm)。

(6) 连接酶有 T4 噬菌体 DNA 连接酶、T4 噬菌体 RNA 连接酶、大肠埃希菌 DNA 连接酶等。DNA 连接酶可连接平端,也可连接黏端。反应需有 Mg^{2+} 和 ATP 存在,pH 7.5～7.6。最适温度为 37 ℃,30 ℃ 以下活性明显下降,但考虑到被连接 DNA 的稳定性和黏性末端的退火温度,一般平端连接用 20～25 ℃,黏端连接用 16 ℃ 左右。

(7) 目的片段和载体最佳摩尔比需实验确定。连接前应该对 PCR 产物和载体的浓度定量,通过凝胶电泳和已知浓度的 Marker DNA 即可简单定量,如果浓度不够,可通过浓缩得到。

(8) 连接体系越小越好,因为连接反应实际上是布朗运动分子碰撞后发生的。

【思考题】

(1) 试述真核表达系统和原核表达系统的异同。
(2) 如果一个 DNA 酶解液在电泳后发现 DNA 未被切动,你认为可能是什么原因?
(3) 在使用工具酶的反应过程中,如果不慎将某一物质添加过多了,应如何处理?
(4) 酶切反应中添加酶的量应控制在什么范围内?为什么?
(5) 请解释星活性并说明如何防止星活性的产生。
(6) 怎样防止线性质粒载体的自环化?

实验三 阳性克隆的筛选与鉴定

(一) 实验目的

(1) 掌握重组阳性克隆的筛选方法。
(2) 掌握鉴定重组质粒的原理和方法。

(二) 实验原理

重组基因转化受体细胞后,通过以下几种情况形成混合细胞体系:①转入的是自身环化的载体;②没有任何外源 DNA 的转入;③转入的是环化的目的片段;④转入的是非正常重组体;⑤转入的是正常重组体。重组体的筛选是将携带有外源 DNA 片段的克隆挑选出来,鉴定则是鉴别筛选出来的重组体的一个必要步骤。筛选鉴定的方法多种多样,应根据实验具体情况加以选择。常用方法有遗传学方法,主要是根据受体细胞接受重组 DNA 分子后所发生的遗传表型的变化直接选择重组体的方法。遗传表型的变化包括噬菌斑的变化、抗药性及缺陷基因的功能互补表型的变化等,这些表型的变化是载体提供的或插入序列提供的表型特征。选择的方法主要根据平板上可见的表型变化。用于选择的平板包括普通抗生素平板、插入失活抗生素平板、插入表达抗生素平板、显色平板等。由于这些方法都是直接从平板上筛选,所以又称为平板筛选法。其中常见的为蓝白斑筛选法。

鉴定则是筛选后的进一步分析。目的序列插入载体会使载体 DNA 限制性内切酶图谱发生变化,例如一个长 500 bp 的目的序列利用它两段的 $EcoR$ I 和 Sac I 切后的黏性末端连接插入 pUC19 的多克隆位点,则重组质粒就增大为 3.2 kb,用 $EcoR$ I 和 Sac I 双酶切后会出现 500 bp 和 2.7 kb 两个 DNA 片段,提取转化细菌的质粒 DNA 作酶切后电泳观察酶切图谱,就能分析得出结果;如插入的目的序列中有其他限制性内切酶位点,也能在酶切电泳图谱上观察到。这就可以进一步鉴定重组体是不是所要的目的克隆。

PCR 则是另外一种鉴定方法。PCR(polymerase chain reaction)即聚合酶链式反应。PCR 技术的基本原理类似于 DNA 的天然复制过程,其特异性依赖于与靶序列两端互补的寡核苷酸引物。PCR 由变性—退火—延伸三个基本反应步骤构成:

①模板 DNA 的变性：模板 DNA 经加热至 95 ℃左右一定时间后，模板 DNA 双链或经 PCR 扩增形成的双链 DNA 解离，成为单链，以便它与引物结合，为下轮反应作准备；②模板 DNA 与引物的退火（复性）：模板 DNA 经加热变性成单链后，温度降至 55 ℃左右，引物与模板 DNA 单链的互补序列配对结合；③引物的延伸：DNA 模板-引物结合物在 *Taq* DNA 聚合酶的作用下，以 dNTP 为反应原料，靶序列为模板，按碱基互补配对与半保留复制原理，合成一条新的与模板 DNA 链互补的半保留复制链，重复循环变性—退火—延伸三过程就可获得更多的半保留复制链，而且这种新链又可成为下次循环的模板。每完成一个循环需 2～4 min，2～3 h 就能将待扩目的基因扩增放大几百万倍。

（三）实验设备

恒温摇床、台式高速离心机、三孔水浴锅、琼脂糖凝胶电泳装置、37 ℃细菌培养箱、细菌超净台、微量移液枪、PCR 仪、制冰机。

（四）材料和试剂

1. 材料

已灭菌的移液器及枪头、PCR 管及管架、冰盒、EP 管及 EP 管架、漂板、废液缸，已转化连接产物的平板、空载质粒 pET-28a、质粒小提试剂盒。

2. 试剂

限制性内切酶 QuickCut™ *Sph* Ⅰ、QuickCut™ *Not* Ⅰ、Buffer H、BSA、r*Taq* Premix 酶，引物（F 和 R）、50×TAE 溶液、琼脂糖、Gold View 染料、DNA 标准 Marker、无菌水等。

（五）操作方法

（1）挑取实验二平板上菌落加入 5 mL 含 Kana 的 LB 培养基中，每组挑取 3 个单克隆，37 ℃下摇菌 12～16 h。

（2）次日每管分别保菌后，质粒提取试剂盒提取 3 管质粒后进行限制性酶切反应。

（3）酶切鉴定反应体系如下：

1）*Sph* Ⅰ单酶切鉴定反应体系见表 2.3.1。

表 2.3.1　Sph I 单酶切鉴定反应体系

试　剂	用　量
EGFP/pET-28a 重组质粒	1～2 μg
QuickCut™ Sph I	1 μL
Buffer H	2 μL
ddH$_2$O	补足至 20 μL

2) Sph I、Not I 双酶切鉴定反应体系见表 2.3.2。

表 2.3.2　Sph I、Not I 双酶切鉴定反应体系

试　剂	用　量
EGFP/pET-28a 重组质粒	1～2 μg
QuickCut™ Sph I	1 μL
QuickCut™ Not I	1 μL
Buffer H	2 μL
BSA	2 μL
ddH$_2$O	补足至 20 μL

每组 3 管质粒，分别采用两种酶切方法各酶切 1 管，37 ℃水浴酶切 3 h。

（4）酶切完毕，分别取 8 μL 酶切产物并以空载体质粒为对照进行琼脂糖凝胶电泳，DL2000 Marker 为对照，从酶切后片段的数目及大小鉴定酶切效果。

（5）PCR 鉴定反应体系见表 2.3.3。

表 2.3.3　PCR 鉴定反应体系

试　剂	用　量
单菌落	0 μL
上游引物*（Primer F，工作浓度 20 mmol/L）	0.25 μL
下游引物**（Primer R，工作浓度 20 mmol/L）	0.25 μL
rTaq Premix 酶	10.00 μL
ddH$_2$O	补足至 20.00 μL

注：＊Primer F 序列：5′-TAATACGACTCACTATAGGG-3′。
　　＊＊Primer R 序列：5′-TCGCCGGACACGCTGAACTT-3′。

(6) PCR 程序设定如下：

95 ℃ 5 min→（95 ℃ 30 s→56 ℃ 30 s→72 ℃ 1 min）×30 个循环→72 ℃ 10 min，16 ℃ 10 min。程序结束后取 8 μL PCR 产物进行琼脂糖电泳。

（六）结果分析

如图 2.3.1 所示，在构建的重组子 pET-28a/EGFP 中，插入片段 EGFP 处有 *Not* Ⅰ 酶切位点，在 pET-28a 载体 4 771 bp 处有 *Sph* Ⅰ 酶切位点，单酶切产物电泳得到 6 067 bp 条带，双酶切产物电泳得到 1 125、4 942 bp 的片段。同时 PCR 产物电泳结果得到约 292 bp 大小的条带则说明重组质粒构建成功。

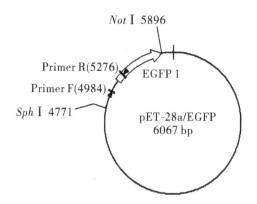

图 2.3.1　重组子 pET-28a/EGFP 示意

（七）注意事项

（1）感受态细胞转化时，可设置阴性对照为空载质粒。

（2）酶反应体积一般不宜小于 20 μL，因为过小的反应体积在加入各种成分时易产生误差，甘油含量易超过 10%，可能出现星活性。同时酶量过大，也有可能产生星活性（在识别序列以外的位点进行切割）。在 37 ℃ 保温可因水分蒸发而明显改变反应体系中各成分的浓度，从而影响酶活力。同时，还要考虑反应完毕进行电泳时，所加样品中 DNA 的量能够在电泳中显出清晰的泳带。

（3）琼脂糖凝胶电泳加样排序如图 2.3.2 所示。

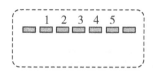

图 2.3.2　琼脂糖凝胶电泳加样排序

1. DL2000 Marker；2. 重组质粒；3. 单酶切产物；4. 双酶切产物；5. DL2000 Marker

【思考题】

(1) 除了用本实验中两种限制性内切酶外，还能采用哪几种酶进行重组体的鉴定？

(2) 蓝白斑筛选是一种巧妙鉴定重组质粒的方法。简述其工作原理。

实验四　IPTG 诱导 EGFP 蛋白表达

（一）实验目的

（1）了解作为表达质粒所需要的一些调控元件。
（2）学习和掌握诱导外源基因表达的基本原理和方法。
（3）掌握采用 SDS-PAGE 进行蛋白可溶性分析的方法。

（二）实验原理

从 DNA 转录成 RNA 前体，前体 RNA 加工成 mRNA，以及 mRNA 翻译成蛋白质的整个过程中，每一步都有精密的调节，因此基因表达的调控机制是相当复杂而严密的。

表达载体（expression vector）是指具有宿主细胞基因表达所需调控序列，能使克隆的基因在宿主细胞内转录与翻译的载体。也就是说，克隆载体只是携带外源基因，使其在宿主细胞内扩增；表达载体不仅使外源基因扩增，还使其表达。外源基因在受体细胞内表达与否以及表达水平受到许多调控元件的制约，如：正确的阅读框架，目的基因有效转录的启动子，转录终止子，mRNA 有效翻译的 SD 序列，信号序列（signal sequence）。因此根据不同的需要，人们构建了不同的在原核细胞中高效表达的载体，这些载体通常具有以下几个特点：①有一个强的原核启动子及两侧的调控序列；②位于读码框上游的 SD 序列与起始密码子 AUG 之间有合适的距离；③在外源基因和启动子之间有正确的阅读框架；④外源基因下游应加入不依赖 ρ 因子的转录终止区。一般表达载体都具有多克隆位点，对表达载体和外源基因用相同的两种酶双酶切后，再用 T4 连接酶把外源片段连入表达载体中，通过酶切、PCR 鉴定，如果插入的片段大小和方向与外源基因一致，则成功构建了重组子。

大肠杆菌系统由于其遗传图谱明确、培养容易、产量高、成本低等特点而成为表达许多异源蛋白质的首选系统。在过去的 20 年中，人们利用大肠杆菌表达了数百种重组蛋白。对于表达某一种特定蛋白质，人们通常根据蛋白质的大小、蛋白质的需要量以及是否需要保留蛋白的活性等因素来选择不同的大肠杆菌系统和表达条件。要在大肠杆菌中合成外源蛋白，可调控的强启动子和有效的核糖体结合位点是很重要的。

pET 系统在 *E.coli* 中克隆表达重组蛋白功能强大的系统。在这种系列载体中，外源基因的表达是受 T7 噬菌体 RNA 聚合酶调控的，是 Studier 等于 1990 年首先构建的，后来得到很大发展。它们的典型特点是具有宿主菌氨苄青霉素或卡那霉素抗性，编码序列在多克隆位点插入，置于天然 T7 RNA 聚合酶启动子的控制之下。它的宿主细胞是带有染色体 T7 RNA 聚合酶基因的大肠杆菌，即这些菌株是噬菌体 DE3 的溶原菌，应用最广的是 BL21（DE3）。噬菌体 DE3 是 λ 的一种衍生噬菌体，带有噬菌体 21 抗性区和 *lac* I 基因、*lac*UV5 启动子，以及 T7 RNA 聚合酶基因。一旦形成 DE3 溶原状态，就只有受 IPTG 诱导的 *lac*UV5 启动子指导 T7 RNA 聚合酶基因转录，在溶原培养体系中加入 IPTG 诱导 T7 RNA 聚合酶生产，继而质粒上的目的 DNA 开始转录。T7 RNA 聚合酶十分有效并具有选择性，诱导表达仅几个小时，目的蛋白表达量通常可以占到细胞中总蛋白的 50% 以上，在外源蛋白的 N 端或 C 端可以与 6 个 His 连接，构建融合蛋白，便于纯化，非常适合实验室操作。如图 2.4.1 所示。

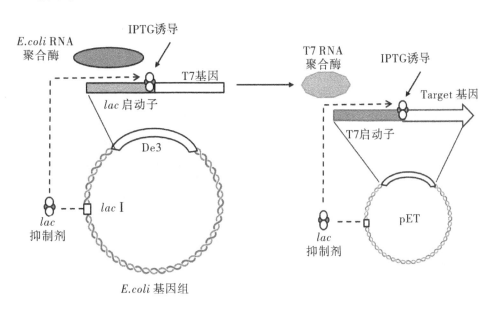

图 2.4.1　pET 表达载体工作原理示意

外源基因在原核生物中高效表达除了适合的载体外，还必须有适合的宿主菌以及一定的诱导因素。通常表达质粒不应使外源基因始终处于转录和翻译之中，因为某些有价值的外源蛋白可能对宿主细胞是有毒的，外源蛋白的过量表达必将影响细菌的生长。为此，宿主细胞的生长和外源基因的表达是分成两个阶段进行的，第一阶段使含有外源基因的宿主细胞迅速生长，以获得足够量的细胞；第二阶段是启动调节开关，使所有细胞的外源基因同时高效表达，产生大量有价值的基因表达产物。

在原核基因表达调控中，阻遏蛋白与操纵基因系统起着重要的开关调节作用，当阻遏蛋白与操纵基因结合时，阻止基因的转录。加入诱导物后，其与阻遏蛋白结合，解除阻遏，从而启动基因转录。

根据表达载体的不同，外源基因表达常采用化学诱导与温度诱导两种方法。

1. 化学诱导

pET 系统中，目的基因被克隆到 pET 质粒载体上，受噬菌体 T7 转录及翻译信号控制；表达由宿主细胞提供的 T7 RNA 聚合酶诱导。尽管该系统极为强大，却仍能很容易地通过改变诱导物的浓度来降低表达水平。降低表达水平常用以提高某些目的蛋白的可溶部分产量。该系统的另一个重要优点是在非诱导条件下，可以使目的基因完全处于沉默状态而不转录。乳糖的存在可解除这种阻遏。IPTG 是 β-半乳糖苷酶底物类似物，具有很强的诱导能力，能与阻遏蛋白结合，使操纵子游离，诱导 T7 启动子转录，从而使外源基因被诱导而高效转录和表达。

2. 温度诱导

当用 P_L 或 P_R 启动子构建表达质粒时，相应的启动子受 λ 噬菌体 *cI* 基因的负调控，*cI* 基因产生的阻遏蛋白结合在操作基因上，阻止转录的进行。当在 28～32 ℃ 培养时，该突变体产生有活性的阻遏蛋白，阻遏 P_L 或 P_R 转录，细菌大量生长，在获得足够量菌体后，使温度上升至 42 ℃，造成阻遏蛋白失活，P_L 或 P_R 解除阻遏，启动外源基因的高效转录和表达，从而合成大量有价值的外源蛋白。pBV211 的基因表达是受温度控制的，在 42 ℃ 条件下可以诱导外源基因的大量表达。

（三）主要设备

移液器、恒温水浴箱、恒温培养摇床、细菌培养箱、玻璃涂棒（普通玻璃吸管，细头部在煤气灯上烧成"L"形）、灭菌培养皿（直径 10 cm）、台式大型离心机、核酸蛋白分析仪、超声波破碎仪、蛋白电泳仪、100 ℃水浴锅。

（四）材料与试剂

1. 材料

pET-28a 空载体对照质粒和本书实验三中已鉴定的重组表达质粒 EGFP/pET-28a，大肠杆菌 BL21（DE3）感受态细胞、EP 管、试管及试管架、定时器。

2. 试剂和溶液

（1）LB 液体培养基、卡那霉素。

（2）100 mmol/L IPTG：将 2.38 g IPTG 溶于 100 mL 去离子水中。0.22 μm 过滤除菌，小份分装（1 毫升/份）后，−20 ℃保存。

（3）2×SDS 上样缓冲液：0.1 mol/L Tris（pH 6.8）、4% SDS、20% 甘油、0.02% 溴酚蓝、200 mmol/L DTT（或 4% β−巯基乙醇），4 ℃保存。

2×SDS 配方（100 mL）：

1 mol/L Tris-Cl	10 mL
10% SDS	40 mL
β−巯基乙醇	12 mL
甘油	20 mL
1% 溴酚蓝（BPB）	0.04～0.08 g
H_2O	18 mL

（4）1×PBS 溶液：

NaCl	8.00 g
KCl	0.20 g
$Na_2HPO_4 \cdot 12H_2O$	3.58 g
KH_2PO_4	0.20 g
以双蒸水溶解配成	1 000 mL

（5）标准蛋白质 Marker。

（五）操作方法

1. IPTG 诱导 EGFP 蛋白表达

（1）细菌超净台中操作，在 50 μL BL21（DE3）感受态细胞中加入 20～60 ng 重组质粒，另设对照组同法转化空载 pET-28a 质粒作为空白对照，轻轻旋转混匀混合物，冰浴 30 min。

（2）42 ℃热激 60 s。期间不要摇动 EP 管，热激后立即冰浴 2 min。

（3）在 EP 管中加入 250 μL 不含抗生素的 SOC 培养基，37 ℃摇床，150 r/min 温和振荡 1 h。

（4）重悬菌体沉淀，将菌液均匀涂布在含卡那霉素的平板上，37 ℃细菌培养箱中正置使菌液吸收。

（5）1 h 后翻板，37 ℃倒置培养过夜（14～16 h），次日，分别挑取 1 个空载质粒菌落和 2 个重组子菌落，分别接入 5 mL 含 Kana（50 mg/L）的 LB 培养液中，

37 ℃ 230 r/min 振荡培养过夜。

（6）分别取重组和空载质粒 1 mL 过夜，培养物按 1:100 转接入 100 mL 含 Kana 的 LB 培养液中，剧烈振荡（3～4 h）至对数中期（OD_{600} = 0.4～0.6）。（注：建议 OD_{600} 为 0.6 左右，37 ℃ 250 r/min 左右振荡 2～3 h 后可达到。）

（7）保菌：分别取 500 μL 重组质粒培养液和空载质粒培养液，各加入 500 μL 50% 的甘油，-80 ℃ 保存。

（8）同时吸取 1 mL 样品作为 IPTG 诱导前的对照，-20 ℃ 保存。（注：样品编号①，空载①。）

（9）在剩余的培养物中加入 IPTG 至终浓度为 0.5 mmol/L，37 ℃ 继续振荡培养，诱导 3 h 后取出 1 mL 样品作为 IPTG 诱导后的样品，-20 ℃ 保存。其余培养物 5 r/min 离心 15 min 后回收菌体沉淀，-20 ℃ 保存。（注：样品编号②，空载②。）

2. 诱导表达的 EGFP 蛋白可溶性分析

（1）将样品①、②以 10 000 r/min 离心 1 min，分别回收菌体沉淀。

（2）沉淀样品中分别加入 500 μL 预冷的 PBS 重悬菌体，10 000 r/min 离心 1 min 洗涤，回收菌体沉淀。

（3）样品②菌体沉淀加入 500 μL PBS 缓冲液，重悬后取 10 μL 作为菌体总蛋白，标记为样品③，剩余样品冰浴超声裂解（功率 200～300 W，超声 2 min，共 5 次），10 000 r/min 离心 5 min，收集上清液（含可溶性蛋白），标记为样品④。将沉淀用 500 μL PBS 重悬（含包含体），标记为样品⑤。

（4）分别取 10 μL 样品①、③、④、⑤和空载①、②加入 10 μL 2×SDS 上样缓冲液，100 ℃ 煮沸 5 min。

（5）SDS-PAGE 检测：取上述样品各 10 μL 和标准蛋白质 Marker 4 μL 上样，进行 SDS-PAGE 电泳。卸胶后，PAGE 胶用考马斯亮蓝染色过夜。次日，脱色液脱色至透明，与蛋白 Marker 进行位置比对，确定重组蛋白的相对分子质量以及在大肠杆菌中是以可溶性蛋白还是包含体形式存在（SDS-PAGE 方法详见本书实验五）。

（六）实验结果

观察 EGFP 在上清和残渣中的表达以确定蛋白是否为可溶性表达。

（七）注意事项

（1）蛋白产量低：可能是诱导条件不适当，应该适当地调整诱导温度、IPTG 浓度、诱导时间和诱导起始浓度等参数。

（2）检测不到蛋白：原因是表达体系不适当或蛋白泄漏到培养基中。应该更换载体，检测培养基内是否有目的蛋白。

（3）IPTG 诱导前也有目的蛋白的少量表达：原因可能是目的蛋白的本底表达。应该选择其他启动子或宿主体，或在培养基内添加葡萄糖，严格控制蛋白表达水平。

（4）由于宿主菌有自身的蛋白质，而且表达的产物条带有可能与宿主的蛋白质条带重叠，设立相应的对照是必须的。通过与对照相比，才可发现实验组新增条带或浓度增加的条带。

（5）诱导后的培养时间一般不超过 3 h。

【思考题】

（1）用原核生物表达真核基因时，影响原核生物表达出有功能的真核蛋白的因素有哪些？如何克服？

（2）用原核生物表达真核基因时常常会形成包含体，在这种情况下采取什么措施来减少包含体的形成？

（3）你认为影响外源基因在宿主菌种表达的因素有哪些？

实验五 SDS-PAGE 蛋白质电泳

（一）实验目的

（1）掌握蛋白质 SDS-PAGE 的基本原理及操作。
（2）检测 EGFP 蛋白在细胞内的存在形式。

（二）实验原理

SDS-PAGE（sodium dodecyl sulfate polyacrylamide gel electrophoresis，十二烷基硫酸钠-聚丙烯酰胺凝胶电泳）主要用于分离蛋白质和测定蛋白质亚基相对分子质量。

聚丙烯酰胺凝胶是由丙烯酰胺和 N,N'-甲叉双丙烯酰胺在引发剂过硫酸铵（AP）和增速剂 N,N,N',N'-四甲基乙二胺（TEMED）作用下聚合，丙烯酰胺单体聚合成长链，甲叉双丙烯酰胺通过双功能基和长链末端自由功能基交联成网状结构而成，凝胶的孔径大小等特征由单体浓度和聚合条件所决定。

聚丙烯酰胺凝胶电泳（PAGE）根据是否使用变性剂可分为天然 PAGE 和变性 PAGE；根据凝胶浓度的选择，可分为连续 PAGE 和不连续 PAGE；此外还有梯度 PAGE。连续 PAGE 是指使用相同凝胶浓度和缓冲系统的电泳，样品缓冲液、凝胶缓冲液、电泳缓冲液均相同，且 pH 恒定。连续 PAGE 分辨率低，因无浓缩胶的浓缩，加样时必须加成一条极窄的带，一般较少使用。不连续 PAGE 是指使用不同凝胶浓度和缓冲系统的电泳，不连续 PAGE 的凝胶由浓缩胶和分离胶组成，因为浓缩胶的浓缩作用，其分辨率较高，是目前应用广泛的技术。本实验介绍的 SDS-PAGE 属于变性不连续 PAGE。

上样缓冲液中的 SDS 是一种阴离子去污剂，作为变性剂和助溶剂，它能断裂分子内和分子间的氢键和疏水键，使分子去折叠，破坏蛋白质分子的二级和三级结构，增强蛋白质溶解性；强还原剂，如 β-巯基乙醇和二硫苏糖醇（DTT）则能使半胱氨酸残基之间的二硫键断裂，使蛋白质分子解聚为多肽链。在样品和凝胶中加入 SDS 和强还原剂后，蛋白质分子被解聚成单个亚基。解聚后的氨基酸侧链与 SDS 充分结合形成带有负电荷的蛋白质-SDS 胶束，所带的负电荷大大超过了蛋白质原有的电荷量,这就消除了不同分子之间原有的电荷差异,使蛋白质分子的电泳迁移不再受蛋白质原有电荷和形状的影响,而主要取决于蛋白质或亚基相对分子质量的大小。SDS、β-巯基乙醇和DTT等与蛋白质反应需要一定时间,准备电泳样品时需要加电泳缓冲液后置于沸水浴中 5 min,以加速蛋白质的解离以及 SDS 与蛋白质的结合。此外,上样缓冲液中甘油能在加样时帮助蛋白质样品沉降,溴酚蓝则作为电泳前沿指示剂(见图 2.5.1)。

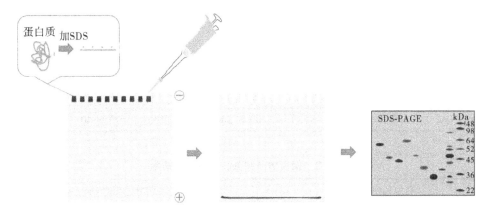

将样品加入凝胶加样孔　电泳至溴酚蓝到达凝胶底部　考马斯亮蓝染色后观察结果

图 2.5.1　蛋白质电泳示意

(1) SDS-PAGE 具有以下特征:

1) 浓缩效应。在不连续缓冲系统中,样品在进入分离胶以前,先经过大孔径浓缩胶的迁移作用而被浓缩至一极窄的区带。其作用原理是在缓冲系统中的弱酸,如甘氨酸,在接近其 pKa 的 pH 时,任何时候都只有一部分分子带负电。如浓缩胶均用 pH 6.8 的 Tris-HCl 缓冲液,电泳液用 Tris-甘氨酸缓冲液。此时,甘氨酸很少解离,其有效泳动率很低,氯离子却有很好的泳动率,蛋白质分子的泳动率介于氯离子和甘氨酸之间,一旦加上电源,作为先导离子的氯离子和作为尾随离子的甘氨酸分离开来,并在其后面留下一个导电性较低的区带。当甘氨酸、氯离子界面通过样品进入浓缩胶时,在移动界面前有一低电压梯度,在界面后有一高电压梯度。由于在移动界面前的蛋白质泳动速度比氯离子低,因此氯离子能迅速通过。移动界面后的蛋白质处于较高的电压梯度中,其泳动速度比甘氨酸快。因此,移动界面将蛋白质分子堆积到一起,浓缩为一狭窄的区带,蛋白质在移动界面中的浓缩作用取决于样品和浓缩胶中的 Tris-HCl 浓度,而与样品中蛋白质的最初浓度无关。

2) 分子筛效应。当夹在快离子和慢离子中间的蛋白质由浓缩胶进入分离胶时,pH 和凝胶孔径突然改变。分离胶选用 pH 8.8 的 Tris-HCl 缓冲液,与甘氨酸的 pKa 接近,导致甘氨酸大量解离。此时甘氨酸的有效泳动率增加,使它越过蛋白质并直接在氯离子后移动。随之高电场强度消失。同时由于凝胶孔径变小，使蛋白质分子的迁移率减小。于是蛋白质样品就在均一的电场强度和 pH 条件下通过一定孔径的分离胶。当蛋白质的相对分子质量或构型不同时，通过分离胶所受到的摩擦力和阻滞程度就不同，最终表现出的泳动率也不相同，也就是分子筛效应。

3) 电荷效应：由于每种蛋白质分子所带的有效电荷不同，故泳动率不同，所以样品经过分离胶电泳后，就以带状排列起来。

（2）不同相对分子质量范围的蛋白质应选用不同的凝胶浓度，见表 2.5.1 及 2.5.2。

表 2.5.1 丙烯酰胺浓度与被分离蛋白质相对分子质量的关系

丙烯酰胺/%	2～5	5～10	10～15	15～20	20～30
蛋白质相对分子质量/($\times 10^3$)	>500	100～500	40～100	10～40	<10

表 2.5.2 聚丙烯酰胺凝胶蛋白质分辨率

聚丙烯酰胺/%	蛋白质分子量/kDa
5.0	57～212
7.5	36～94
10.0	16～68
15.0	12～43

（三）主要设备

蛋白质凝胶垂直电泳系统、移液枪、吸头、EP 管、制胶板、滤纸、台式离心机、水浴锅、脱色摇床、凝胶成像系统。

（四）材料及试剂

1. 材料

枪头、EP 管、滤纸、量筒；本书实验四保存的样品①、③、④、⑤。

2. 试剂

（1）30% 丙烯酰胺：29 g 丙烯酰胺、1 g 甲叉双丙烯酰胺溶于 80 mL ddH_2O，加 ddH_2O 定容至 100 mL，棕色瓶中 4 ℃可保存 1 个月。

（2）10% AP：1 g 过硫酸铵溶于 ddH_2O 并补足体积至 10 mL，分装到 EP 管

中,-20 ℃下可保存1年,4 ℃下可保存1周。

(3) 10% SDS:10 g SDS 溶解在 80 mL ddH$_2$O 中,完全溶解后加 ddH$_2$O 至 100 mL,室温保存。

(4) 浓缩胶 Buffer (1 mol/L, pH 6.8 Tris-HCl):12.12 g Tris 溶解在 80 mL ddH$_2$O 中,用浓 HCl 调 pH 至 6.8,加 ddH$_2$O 至 100 mL,4 ℃保存。

(5) 分离胶 Buffer (1.5 mol/L, pH 8.8 Tris-HCl):18.16 g Tris 溶解在 80 mL ddH$_2$O 中,用浓 HCl 调 pH 至 8.8,加 ddH$_2$O 至 100 mL,4 ℃保存。

(6) N,N,N′,N′-四甲基乙二胺 (TEMED):棕色瓶中 4 ℃保存。

(7) 蛋白 Marker:初次使用或条带不清楚时可在沸水浴中煮 5 min,5 000 r/min 离心 2 min,-20 ℃分装保存。

(8) 10×电泳缓冲液:Tris 30.3 g,甘氨酸 (glysine) 144.3 g,SDS 10 g,加 ddH$_2$O 溶解并定容至 1 000 mL,室温保存;工作液以 30 mL 稀释至 300 mL 使用。(一大组配制 1 瓶)

(9) 染色液:40% (*V/V*) 乙醇,10% (*V/V*) 冰醋酸,0.5 g 考马斯亮蓝的水溶液,配制 1L,室温保存,防止挥发。

(10) 脱色液:40% (*V/V*) 乙醇,10% (*V/V*) 冰醋酸的水溶液,配置 1 L,室温保存,防止挥发。

(五) 操作步骤

1. 制胶

(1) 洗板与装板:选择适合的电泳玻片,用自来水冲洗干净后,再用三蒸水冲洗,此时玻板应不挂水珠,室温晾干或烘箱烘干。将大小 2 块玻板对齐,装入玻板夹,注意将两玻板底部对齐,夹好玻板夹,最后将玻板卡上制胶架。

(2) 分离胶浓度根据所要分离的蛋白质相对分子质量选择,配胶体积由玻板大小决定,各浓度分离胶配方见表 2.5.3。配制 5 mL 10% 分离胶,用移液器吸取各种储存液,最后加 AP 和 TEMED,迅速混匀。注意:应尽量减少气泡的产生。

(3) 将混匀的分离胶沿玻板壁小心加入两玻板之间至薄玻板缘下约 1.5 cm,检测是否漏胶。灌好后在胶层上覆盖一层 ddH$_2$O 隔离空气,使凝胶表面变得平整。室温静置 20～30 min 至胶层和水层之间出现一个清晰的界线。

(4) 去除上面的水层,再用滤纸吸尽残留的液体。

(5) 按表 2.5.4 浓缩胶配方吸取各种储存液,配制 2 mL 5% 的浓缩胶,混匀。注意:应避免产生气泡。

(6) 迅速将配制好的浓缩胶沿玻板壁小心加在分离胶上至薄玻板顶端,插好梳子至梳子齿的底部与前玻璃板的顶端平齐,小心避免混入气泡。室温静置 30 min

至凝胶聚合。

（7）凝胶聚合后即可进行电泳；若不立即进行电泳，可用保鲜膜包好整个玻片，4 ℃保存 1～2 d。

表 2.5.3　配制 SDS-PAGE 分离胶所用溶液

各种组分名称	各种凝胶体积所对应的各组分的取样量/mL						
	5 mL	10 mL	15 mL	20 mL	25 mL	30 mL	40 mL	50 mL
6%胶							
H_2O	2.6	5.3	7.9	10.6	13.2	15.9	21.2	26.5
30%丙烯酰胺	1.0	2.0	3.0	4.0	5.0	6.0	8.0	10.0
1.5 mol/L Tris-HCl（pH 8.8）	1.3	2.5	3.8	5.0	6.3	7.5	10.0	12.5
10% SDS	0.05	0.10	0.15	0.20	0.25	0.30	0.40	0.50
10%过硫酸铵	0.05	0.10	0.15	0.20	0.25	0.30	0.40	0.50
TEMED	0.004	0.008	0.012	0.016	0.020	0.024	0.032	0.040
8%胶							
H_2O	2.3	4.6	6.9	9.3	11.5	13.9	18.5	23.2
30%丙烯酰胺	1.3	2.7	4.0	5.3	6.7	8.0	10.7	13.3
1.5 mol/L Tris-HCl（pH 8.8）	1.3	2.5	3.8	5.0	6.3	7.5	10.0	12.5
10% SDS	0.05	0.10	0.15	0.20	0.25	0.30	0.40	0.50
10%过硫酸铵	0.05	0.10	0.15	0.20	0.25	0.30	0.40	0.50
TEMED	0.003	0.006	0.009	0.012	0.015	0.018	0.024	0.030
10%胶							
H_2O	1.9	4.0	5.9	7.9	9.9	11.9	15.9	19.8
30%丙烯酰胺	1.7	3.3	5.0	6.7	8.3	10.0	13.3	16.7
1.5 mol/L Tris-HCl（pH 8.8）	1.3	2.5	3.8	5.0	6.3	7.5	10.0	12.5
10% SDS	0.05	0.10	0.15	0.20	0.25	0.30	0.40	0.50
10%过硫酸铵	0.05	0.10	0.15	0.20	0.25	0.30	0.40	0.50
TEMED	0.002	0.004	0.006	0.008	0.010	0.012	0.016	0.020
12%胶							
H_2O	1.6	3.3	4.9	6.6	8.2	9.9	13.2	16.5
30%丙烯酰胺	2.0	4.0	6.0	8.0	10.0	12.0	16.0	20.0
1.5 mol/L Tris-HCl（pH 8.8）	1.3	2.5	3.8	5.0	6.3	7.5	10.0	12.5
10% SDS	0.05	0.10	0.15	0.20	0.25	0.30	0.40	0.50
10%过硫酸铵	0.05	0.10	0.15	0.20	0.25	0.30	0.40	0.50
TEMED	0.002	0.004	0.006	0.008	0.010	0.012	0.016	0.020

表2.5.4　配制 SDS-PAGE 5%浓缩胶所用溶液

各种组分名称	各种凝胶体积所对应的各组分的取样量/mL							
	1 mL	2 mL	3 mL	4 mL	5 mL	6 mL	8 mL	10 mL
H_2O	0.68	1.38	2.06	2.75	3.44	4.13	5.54	6.85
30% 丙烯酰胺	0.17	0.33	0.50	0.67	0.83	1.00	1.30	1.70
1.5 mol/L Tris-HCl（pH 6.8）	0.13	0.25	0.38	0.50	0.63	0.75	1.00	1.25
10% SDS	0.01	0.02	0.03	0.04	0.05	0.06	0.08	0.10
10% 过硫酸铵	0.01	0.02	0.03	0.04	0.05	0.06	0.08	0.10
TEMED	0.001	0.002	0.003	0.004	0.005	0.006	0.008	0.010

2. 电泳

（1）将胶板放入电泳槽中，在上下电泳槽中添加 300 mL 1×电泳缓冲液，使凝胶的上下端均能浸泡在缓冲液中。轻轻拔出梳子，注意不要将加样孔撕破。

（2）在电泳槽的泳道上架上加样器，使用微量移液器沿玻板分别加入蛋白质 Marker 和样品（见本书实验四）并记录加样顺序，每加一个样要更换枪头，1.0 mm 的电泳玻片的加样孔最多可载样 20 μL。样品加完后，如有剩余的加样孔，应加入等体积的 2×SDS 加样裂解缓冲液平衡。加样后立即电泳，防止样品扩散。

（3）将电泳槽与电泳仪相接，正极（红色）接下槽，打开电源，恒压 80 V 电泳使溴酚蓝前沿到达分离胶（分离胶和浓缩胶之间有一个可见界限）。然后将电压调整至恒压 120 V，继续电泳直至溴酚蓝到达分离胶底部时切断电源，取出玻璃板。注意：不要让溴酚蓝逸出分离胶。

3. 染色和脱色

（1）电泳结束后，取出电泳支架，小心取出玻板，用小塑料铲轻轻撬开玻板，在凝胶右下角切去一角以标记位置，卸胶时动作要轻柔并保持胶的湿润，防止弄碎或弄破凝胶。注意：用过的电泳液可回收 1～2 次。

（2）用清水洗胶，将卸下的凝胶放入一胶盒中，倒入考马斯亮蓝染色液（没过胶即可），于摇床上最小转速室温染色过夜。

（3）次日，从染色液中将胶取出，放入脱色液于摇床上室温脱色。中途更换 2～3 次脱色液至出现明显蓝色蛋白条带。脱色液经活性炭吸附有色杂质后可回收利用，脱色液与染色液回收时需用滤纸除去颗粒状杂质。

（4）凝胶成像：将脱色完毕的凝胶置于凝胶成像系统拍照，确定 EGFP 蛋白在大肠杆菌细胞中以可溶性蛋白还是以包含体形式存在。

（六）实验结果

SDS-PAGE 检测 EGFP 蛋白的表达，计算 EGFP 蛋白分子量，并确定表达的重组蛋白在细胞中的存在形式。

（七）注意事项

（1）未聚合的丙烯酰胺、甲叉双丙烯酰胺都有神经毒性，操作时要避免皮肤接触和呼吸道吸入。

（2）β-巯基乙醇有刺激性臭味，吸入或通过皮肤吸收可致伤，操作时最好在通风橱中进行。

（3）TEMED 有刺激性臭味且有毒性，操作时要避免吸入。

（4）制备浓缩胶时，添加 10% AP 和 TEMED 前，应均匀地混合，一旦加入 AP 和 TEMED，应快速地旋转混合加入制胶层，因为浓缩胶很快就会聚合。

（5）10% AP 尽量使用时现配先用，4 ℃保存 2 周内用完，最多不能超过 1 个月。-20 ℃可保存 2 个月，但一旦解冻应尽快用完。

（6）用考马斯亮蓝染色操作容易，但灵敏度较差，蛋白质含量不能低于 100 ng，如果用银染法，灵敏度较高，通常认为比考马斯亮蓝法提高 50～100 倍，可检测 2 ng 的蛋白质。

【思考题】

（1）SDS 在 SDS-PAGE 中起什么作用？在质粒 DNA 提取中又起什么作用？

（2）蛋白质上样缓冲液中各种试剂的作用是什么？

（3）比较核酸电泳和蛋白质电泳的异同之处。

实验六　重组蛋白的分离与纯化

（一）实验目的

（1）掌握蛋白质盐析、疏水层析、透析、离子交换层析技术的基本原理及实验方法。

（2）了解紫外检测仪、自动部分收集器、记录仪、恒压泵的原理与使用方法。

（二）实验原理

诱导表达后的蛋白质往往是非分泌性的，并常常以包含体的形式存在于细胞内。经典细胞蛋白质的分离步骤是：清洗组织或细胞（通常用缓冲液悬浮细胞或菌体后离心，去除残留培养基，然后用适当的缓冲液悬浮菌体）、裂解细胞、离心出去膜组分等获得可溶性蛋白质，然后通过离心、盐析沉淀、层析、电泳等方法进行分离纯化，以获得目的蛋白产物。具体如下：

收集菌体→破碎细菌 { 机械法：超声波 / 化学法：表面活性剂→分级沉淀：盐析沉淀 / 生物法：溶菌酶 } →

离心收集沉淀→疏水层析→离子交换→上清

1. 盐析法（salting out）

盐析法是分离纯化生物大分子物质常用的一种经典方法。中性盐对蛋白质的溶解度有显著影响，一般在低盐浓度下随着盐浓度升高，蛋白质的溶解度增加，此称盐溶；当盐浓度继续升高时，蛋白质的溶解度不同程度下降并先后析出，这种现象称盐析；将大量盐加到蛋白质溶液中，高浓度的盐离子（如硫酸铵的 SO_4^{2-} 和 NH_4^+）有很强的水化力，可夺取蛋白质分子的水化层，使之"失水"，最终引起蛋白质分子间相互聚集并从溶液中析出。盐析法一般的操作步骤是，选择一定浓度范围的盐溶液（如 0～25% 的硫酸铵），使部分杂质呈盐析状态，有效成分呈盐溶状态。经离心分离后得到上清液，再选择一定浓度范围的盐溶液（如 25%～60% 饱和度的盐溶液），使有效成分呈盐析状态，而另一部分杂质呈盐溶状态，用离心法收集的沉淀物即为初步纯化的有效成分物质。配比计算见表2.6.1。

蛋白质盐析常用的中性盐主要有硫酸铵、硫酸镁、硫酸钠、氯化钠、磷酸钠等。其中应用最多的硫酸铵，它的优点是温度系数小而溶解度大（25 ℃时饱和溶液为4.1 mol/L，即767 g/L；0 ℃时饱和溶解度为3.9 mol/L，即676 g/L），在这一溶解度范围内，许多蛋白质和酶都可以盐析出来；另外，硫酸铵分段盐析效果也比其他盐好，不易引起蛋白质变性。硫酸铵溶液的pH常在4.5～5.5之间，当用其他pH进行盐析时，需用硫酸或氨水调节。

蛋白质在用盐析沉淀分离后，需要将蛋白质中的盐除去，常用的办法是透析，即把蛋白质溶液装入透析袋内（常用的是玻璃纸），用缓冲液进行透析，并不断地更换缓冲液，因透析所需时间较长，所以最好在低温中进行。此外也可用葡萄糖凝胶G-25或G-50过柱除盐，所用的时间就比较短。

表2.6.1　调整硫酸铵溶液浓度计算

硫酸铵初始质量浓度/(g·L^{-1})		硫酸铵最终质量浓度/(g·L^{-1})												
		20	25	30	35	40	45	50	55	60	65	70	75	80	90
		每升溶液中加入硫酸铵固体的质量/g													
	0	114	144	176	209	243	277	313	351	390	430	472	516	561	662
	20		29	59	91	123	155	189	225	262	300	340	382	424	520
	25			30	61	93	125	158	193	230	267	307	348	390	485
	30				30	62	94	127	162	198	235	273	314	356	449
	35					31	63	94	129	164	200	238	278	319	411
	40						31	63	97	132	168	205	245	285	375
	45							32	65	99	134	171	210	250	339
	50								33	66	101	137	176	214	302
	55									33	66	101	137	179	264
	60										34	69	105	143	227
	65											34	70	107	190
	70												35	72	153
	75													36	115
	80														77

注：在25 ℃和0 ℃时，硫酸铵饱和溶液的浓度分别为4.1 mol/L和3.9 mol/L。左边线直行数字为硫酸铵起始浓度，顶端横行为最终浓度。任取两点的引线交叉点表示从起始浓度变成某一个最终浓度时，每升溶液中所必须加入硫酸铵的质量。

2. 疏水层析原理

疏水作用层析（hydrophobic interaction chromatography，HIC）是根据分子表面疏水性差别来分离蛋白质和多肽等生物大分子的一种较为常用的方法。蛋白质和多肽等生物大分子的表面常常暴露着一些疏水性基团，我们把这些疏水性基团称为疏水补丁，疏水补丁可以与疏水性层析介质发生疏水性相互作用而结合。不同的分子由于疏水性不同，它们与疏水性层析介质之间的疏水性作用力强弱也不同，疏水作用层析就是依据这一原理分离纯化蛋白质和多肽等生物大分子的。疏水作用层析的基本原理如图 2.6.1 所示。

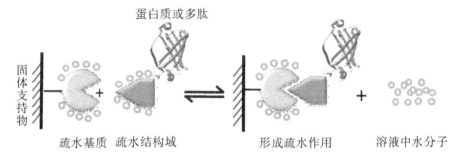

图 2.6.1　疏水层析示意

溶液中高离子强度可以增强蛋白质和多肽等生物大分子与疏水性层析介质之间的疏水作用。利用这个性质，在高离子强度下将待分离的样品吸附在疏水性层析介质上，然后线性或阶段降低离子强度选择性地将样品解吸。疏水性弱的物质，在较高离子强度的溶液中被洗脱下来，当离子强度降低时，疏水性强的物质才随后被洗脱下来。疏水柱层析的特点如下：

（1）疏水柱层析直接分离盐析后或高盐洗脱下的蛋白质、酶等生物大分子溶液。

（2）疏水柱层析分辨率很高，流速快，加样量大。

（3）疏水性吸附剂种类多，选择余地大，价格与离子交换剂相当。

Phenyl-Sepharose™ 6 Fast Flow 是疏水性层析介质的一种，这种层析介质是以交联琼脂糖为支持物，交联琼脂糖支持物与苯基共价结合；苯基作为疏水性配体，可以与疏水性物质发生疏水作用。Phenyl-Sepharose™ 6 Fast Flow 结构示意如图 2.6.2 所示。

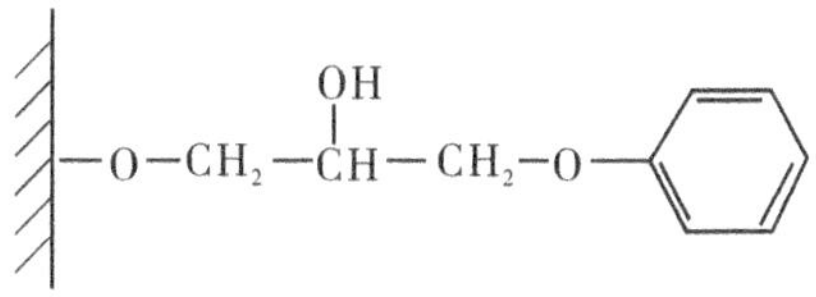

图 2.6.2　疏水层析介质结构示意

3. 离子交换层析原理

离子交换层析（ion exchange chromatography，IEC）是以离子交换剂为固定相，依据流动相中的组分离子与交换剂上的平衡离子进行可逆交换时结合力大小的差别而进行分离的一种层析方法。离子交换层析中，基质由带有电荷的树脂、纤维素或琼脂组成。带有正电荷的为阴离子交换树脂，反之为阳离子交换树脂。离子交换层析包括离子交换剂的平衡，样品物质加入和结合，改变条件以产生选择性吸附、取代、洗脱和离子交换剂的再生等步骤。当蛋白质处于不同的 pH 条件下，其带电状况也不同。阴离子交换基质结合带有负电荷的蛋白质，被留在层析柱上，通过提高洗脱液中的盐浓度，将吸附在层析柱上的蛋白质洗脱下来，其中结合较弱的蛋白质首先被洗脱下来。相反，阳离子交换基质结合带有正电荷的蛋白质，结合的蛋白可以通过逐步增加洗脱液中的盐浓度或是提高洗脱液的 pH 洗脱下来。

4. 透析原理

透析是利用半透膜进行的一种选择性扩散操作，通常是将半透膜制成袋状，将生物大分子样品溶液置入袋内，将此透析袋浸入水或缓冲液中，样品溶液中的大分子量的生物大分子被截留在袋内，而盐和小分子物质不断扩散透析到袋外，直到袋内外两边的浓度达到平衡为止。保留在透析袋内未透析出的样品溶液称为"保留液"，袋（膜）外的溶液称为"渗出液"或"透析液"。见图 2.6.3。

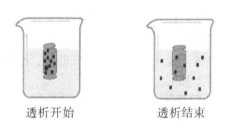

图 2.6.3 透析原理示意

（三）实验设备

高速冷冻离心机、超声破碎仪、磁力搅拌器、烧杯、pH 计、柱层析纯化系统装置、蛋白电泳仪、脱色摇床、凝胶成像仪。

纯化系统装置介绍如下。

（1）紫外检测仪：根据光吸收原理设计，光源为紫外光，可监测具有紫外吸收能力的物质，如蛋白质、核酸、多肽、酶等，与层析柱、自动收集器以及记录仪配套，组成一个完整的液相分离装置。

使用方法如下：

1）检查：连接是否正确，将"波长"旋钮旋到所需波长刻度。

2）预热：按下"电源"开关，电源指示灯亮。

3）调100%：把"灵敏度"旋钮选择到"100%"档，调节"光量"旋钮，数字显示为100，即透光率为100%。

4）调零：把"灵敏度"旋到所需档（使用者自行掌握），缓慢调节"调零"旋钮，数字显示为"0"。

注意：以上步骤需反复调节几次。在样品检测过程中，不可再调节"调零"、"光量"旋钮。

（2）自动部分收集器：按照设定的时间自动收集样品。

使用方法如下：

1）准备：检查"漏液报警板"，试管插在收集架上。

2）定位：按"复位"键，"报警"后，再按"复位"键，仪器自动复位；把安全阀上横杆一头的出样口对准第一根试管位置，固定好螺丝钉。

3）定时和定滴：按"定时"键设置时间，再按"选择"键确定；定滴操作同定时。

4）自动收集：设置好定时后，按"ENTER"键仪器为自动收集状态。

5）停止收集：按"STOP"或者关电源。

（四）材料与试剂

1. 材料

大肠杆菌培养物、Phenyl-Sepharose™ 6 Fast Flow 疏水层析介质、Q-Sepharose™ 离子交换层析介质、透析袋、手术缝合线、50 mL 离心管、烧杯、试管及试管架。

2. 试剂

（1）饱和硫酸铵溶液：将 767 g 固体 $(NH_4)_2SO_4$ 分次加到 1 L 蒸馏水中慢慢搅拌。用氨水或硫酸调 pH 至 7.0。此即饱和度为 100% 的硫酸铵溶液（4.1 mol/L，25 ℃）。

（2）疏水层析结合缓冲液 A：1 mol/L $(NH_4)_2SO_4$ 溶液，20 mmol/L Tris-HCl（0.5 mol/L pH 8.0，储存液）。

（3）疏水层析洗脱缓冲液 B：20 mmol/L $(NH_4)_2SO_4$ 溶液，20 mmol/L Tris-HCL 溶液。

（4）透析袋洗涤液：1 mmol/L $EDTA-Na_2$，2% $NaHCO_3$ 溶液。

（5）离子交换层析结合缓冲液 a：pH 8.0，20 mmol/L Tris-HCl，50 mmol/L

NaCl 溶液（5 mol/L NaCl 储存液）。

（6）离子交换层析洗脱缓冲液 b：pH 8.0，20 mmol/L Tris-HCl，1 mol/L NaCl。

（五）实验步骤

本部分实验所有实验小组随机分为两大组，第一组做实验步骤 1、2、3、4，第二组做实验步骤 1、2、4、5。

1. 样品准备

（1）IPTG 诱导后菌液，5 000 r/min 离心 15 min，离心后收集菌体沉淀。

（2）用 4～5 倍体积的 PBS 洗涤菌体，5 000 r/min 离心 10 min，重复 2 次。

（3）沉淀各加入 15～20 mL，40 mmol/L Tris-HCl，250 mmol/L NaCl 溶液，充分混匀，重悬菌体。

（4）加入 50 μL 的 10 g/L 溶菌酶，冰上反应 30 min。

（5）在冰浴条件下，将超声探头没入悬浮液内进行超声破碎，强度为 300 Hz，2 min 间隔 1 次，共超声 8 次。

（6）14 000 r/min 离心 50 min，回收上清液。

2. 盐析法粗提蛋白

（1）往总蛋白上清液中慢慢加入饱和硫酸铵溶液至终浓度为 25%，边加入边搅拌，磁力搅拌器搅拌 30 min，使杂蛋白充分沉淀。

（2）4 000 r/min 4 ℃离心 30 min，回收上清液。

（3）再次加入饱和 $(NH_4)_2SO_4$ 至终浓度为 75%，边加入边搅拌 30 min。

（4）4 000 r/min 4 ℃离心 30 min，弃上清液。将沉淀溶于 2 mL 结合缓冲液 A 液中。

（5）溶解完全后 14 000 r/min 离心 50 min 去除杂质，以避免上样时堵塞柱子。

3. 疏水层析初步纯化目标蛋白

（1）层析介质准备：Phenyl-Sepharose™6 Fast Flow 疏水层析介质保存在 20% 乙醇中，取出层析介质后，倾出乙醇溶液。加入结合缓冲液 A，溶液的体积约占总体积的 1/4（约 15 mL）。注意：搅拌除气后装入玻璃层析柱。

（2）装柱：安装层析系统，将层析柱洗净，固定在铁架台上，加入溶液 A，打开下口让溶液流出，排出残留气泡，柱中保留高度约 2 cm 的溶液。将准备好的层析介质轻轻搅匀，用玻璃棒引流，沿层析柱内壁将层析介质缓慢加进柱中。等到层析介质在柱中沉积高度超过 1 cm 时，打开下口。柱床高度达到 6～8 cm 时关闭下口。装柱尽可能一次装完，避免出现界面。

用 ddH$_2$O 4 mL/min 流速洗柱至信号达到基线水平。

（3）平衡：用 50～100 mL 结合缓冲液 A 平衡柱床，开启联机电脑（由教师实际指导）至信号达基线水平即可。注意：要保证层析介质始终处于溶液中，不要干柱。

（4）上样：取下柱上端套塞，当柱上液面比凝胶床面略高 2～3 cm 时，将蛋白样品小心而缓慢地加到柱床表面。

（5）洗涤：上样完毕后，首先用约 100 mL 结合缓冲液 A 以流速 3 mL/min 洗涤至基线平稳为止，使蛋白与苯基-琼脂糖结合；然后用约 200 mL 洗脱缓冲液 B 洗涤柱床，观察吸光度变化并开始收样。

（6）收样：开启自动收集器，以每管 80 滴的流速收集洗脱液，SDS-PAGE 判断纯化效果。

（7）柱再生：待基线平后，层析介质用水清洗，然后用 0.5 mol/L NaOH 洗脱，最后用水洗至中性。处理好的层析介质放在 20% 乙醇中，4 ℃保存。

（8）再次平衡：待基线平稳后，用结合缓冲液 A 流洗 1～2 个柱体积。

4. 透析法除盐

（1）样品准备：合并含目标组分的洗脱液并剪取相应长度的透析袋准备透析。

（2）透析袋预处理：一般是将透析袋剪成 10～20 cm 的小段，在 2%（W/V）NaHCO$_3$ 和 1 mmol/L 的 EDTA（pH 8.0）中煮沸 10 min，用蒸馏水彻底洗净透析袋，然后放在 1 mmol/L EDTA（pH 8.0）中煮沸 10 min，用蒸馏水彻底洗净透析袋，冷却后，存放于 4 ℃下，从此时起取用透析袋必须戴手套。注意：透析袋不可干透。

（3）准备完毕后系紧透析袋一头，加蛋白样品入袋中，将另一头绑紧沉入装满双蒸水的大烧杯中，透析体积比例最少为 1:100。注意：加入蛋白样品前应检测透析袋是否漏水。

（4）将大烧杯置于磁力搅拌器上，放入 4 ℃层析柜中搅拌过夜透析。

5. 离子交换层析再次纯化

（1）装柱：用结合缓冲液 A 浸泡疏水层析介质（约 15 mL），搅拌除气后装入玻璃层析柱，安装层析系统，用 ddH$_2$O 4 mL/min 流速洗柱至信号达到基线水平。

（2）平衡：用 50～100 mL 结合缓冲液 A 平衡柱床，开启联机电脑（由教师实际指导）至信号达基线水平即可。

（3）上样：取下柱上端套塞，当柱上液面比凝胶床面略高 2～3 cm 时，取 10 mL 蛋白溶液小心而缓慢地加到柱床表面。

（4）洗涤：上样完毕后，首先用约 100 mL 结合缓冲液 A 以流速 3 mL/min 洗涤至基线平稳为止，然后用约 150 mL 洗脱缓冲液 B 洗涤柱床，观察吸光度变化并开始收样。

（5）收样：开启自动收集器，以每管 80 滴的流速收集各组分，SDS-PAGE 判断纯化效果。

（6）柱再生：离子交换介质可用 2 mol/L NaCl 淋洗柱，若有强吸附物则可用 0.1 mol/L NaOH 洗柱；若有脂溶性物质则可用非离子型去污剂洗柱后再生，也可用乙醇洗涤，其顺序为：0.5 mol/L NaOH→水→乙醇→水→20% NaOH→水。保存离子交换剂时要加防腐剂。

（7）再次平衡：待基线平稳后，用结合缓冲液 A 流洗 1～2 个柱体积。

（8）分别收集疏水层析、离子交换层析后样品进行 SDS-PAGE 电泳，检测纯化效果。

（9）浓缩样品。

（六）实验结果

以时间为横坐标，280 nm 处紫外吸收值为纵坐标作图，得到洗脱曲线。通过 SDS-PAGE 判断纯化效果并讨论。

（七）注意事项

（1）使用超声波时应控制强度在一定的限度内，即刚好低于溶液产生泡沫的水平。注意：产生泡沫会导致蛋白质变性。

（2）盐析时，如果加的是固体硫酸铵，一定要研成细粉缓慢搅拌加入，以防止局部浓度过大导致沉淀的重复性不好；国产的硫酸铵会含有重金属，导致蛋白变性，产生白沫，加入 1% 的 EDTA 可以预防这一现象。另外，收沉淀时的转速要在 10 000 r/min 以上，以防止蛋白的丢失。

（3）样品在透析时会因渗透压而增加体积，起始样品应只装至透析袋的一半，另一半是空的并挤瘪，不能充有空气。

（4）装柱时要注意：

1）填料要加水搅拌成均匀悬液，悬液浓度依填料而不同，一般 70%～85%，迅速倒入空柱内，保持柱床表面平整。

2）装柱，包括以后使用中，绝对不允许柱内进入气泡（bubble free），柱头事先也要排除气泡。这一点非常重要。

3）选择合适的泵，首先是流速满足要求，脉冲尽量小；首选柱塞泵。

4）所有柱子尽量做到填料均匀，尤其是用于凝胶层析的柱子。装柱完成后，可用柱效测定的方法检查装填效果。一个装填合格的柱子的理论塔板高度应是填料平均粒径的 2～4 倍，在此范围内越小越好。

5）准备上柱的液体应进行过滤或者离心去除杂质。

【思考题】

（1）影响盐析的主要因素是什么？其他常用的使蛋白沉析的方法有哪些？

（2）疏水层析与反相层析有什么不同？影响疏水层析的主要因素是什么？

（3）为什么离子交换层析之前需要透析除盐？

（4）离子交换层析分离、纯化大分子物质的原理是什么？

（5）洗脱离子交换柱上的蛋白质采用什么方法？其原理是什么？

实验七　多克隆抗体的制备

（一）实验目的

（1）加深对抗体基本知识的了解。
（2）掌握多克隆抗体的制备及纯化的基本方法。

（二）实验原理

1. 基本原理概述

将抗原注射入实验动物体内时，一系列抗体生成细胞会不同程度地与抗原结合，受抗原刺激后在血液中产生不同类型的抗体，这种由一种抗原刺激产生的抗体称为多克隆抗体。多克隆抗体中不同的抗体分子可以以不同的亲和能力与抗原分子表面不同的部分——抗原决定簇相结合。

将抗原导入敏感动物体内后，可刺激其网状内皮细胞系统，尤其是淋巴结和脾脏中的淋巴细胞大量增殖。如图2.7.1所示（Ig表示免疫球蛋白），实验动物对初次免疫和二次免疫的应答有明显的不同。通常初次免疫应答比较弱，尤其是针对易代谢、可溶性的抗原。首次注射后大约7天，在血清中可以观察到抗体，但抗体的浓度维持在一个较低的水平，在10天左右抗体的浓度会达到最大值。但同种抗原

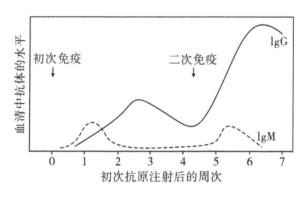

图2.7.1　免疫应答水平示意

注射而产生的二次免疫应答的结果明显不同，和初次免疫应答相比，抗体的合成速度明显增加并且保留时间也长。

免疫应答的动力学结果取决于抗原和免疫动物的种类，但初次和二次免疫应答之间的关系是免疫应答的一个重要特点。三次或以后的抗原注射所产生的应答和二次应答结果相似：抗体的浓度明显增加，并且血清中抗体的种类和性质发生了改变，这种改变被称为免疫应答的成熟，具有重要的实际意义。

2. 抗原的选择

生物体内的抗原是多种多样、千差万别的，包含蛋白质抗原、类脂抗原、多糖类抗原和核酸抗原等。就抗原性而言，有完全抗原和不完全抗原。蛋白质抗原的选用可以获得较好的抗血清。抗原的相对分子质量、化学活性基团、立体结构、物理形状和弥散速度等决定了其免疫原性的强弱，应依照给予动物的种类、免疫周期以及所要求的抗体特性等给予相应的抗原免疫剂量。免疫剂量过低，不能引起足够强的免疫刺激；免疫剂量过高，有可能引起免疫耐受。在一定的范围内，抗体的效价随免疫剂量的增加而增高。一般而言，小鼠的首次免疫剂量为 50～400 μg/次，大鼠为 100～1 000 μg/次，兔为 200～1 000 μg/次。加强剂量为首次剂量的一半。

3. 佐剂的应用

对可溶性抗原而言，为了增强其免疫原性或改变免疫反应的类型、节约抗原等，常采用加佐剂的方法来刺激机体产生较强的免疫应答。佐剂的类型目前实践中常应用的有氢氧化铝胶、明矾、弗氏佐剂、脂质体和石蜡油等。也有采用结合杆菌等分枝杆菌、白喉杆菌以及细小棒状杆菌等。

（1）弗氏不完全佐剂（incomplete Freund's adjuvant，IFA）配方：羊毛脂 1 份，石蜡油 5 份混合，高压灭菌后保存。用时加热融化，冷却至 50 ℃左右，加抗原进行乳化处理。

（2）弗氏完全佐剂（complete Freund's adjuvant，CFA）配方：弗氏不完全佐剂 10 mL，卡介苗 10～200 mg。卡介苗可于 100 ℃下进行 10 min 的灭活处理。

初次免疫时，最好用弗氏完全佐剂，以刺激机体产生较强的免疫反应；再次免疫时，一般不用完全佐剂，而采用弗氏不完全佐剂。但在研究分枝杆菌及相关抗原时，一般不用弗氏完全佐剂，以避免卡介苗的干扰。

（3）脂质体：是人工制备的类脂质的小球体，由一个或多个酷似细胞膜的类脂双分子层组成，这种结构使其能够携带各种亲水的、疏水的和两性的物质，它们被包裹在脂质体内部的水相中，或插入类脂双分子层，或吸附、连接在脂质体的表面，起到明显的免疫增强作用。

（4）油佐剂：采用植物油和矿物油均可，包括豆油、花生油、油菜油等。

4. 乳化

将抗原与佐剂混合的过程称为乳化。乳化的方法很多，可采用研钵乳化，可直接在旋涡振荡器上乳化，可用组织捣碎器乳化。少量时，特别是弗氏佐剂与抗原乳化时，常采用注射器乳化：用两个注射器，一个吸入抗原液，一个吸入佐剂，两注射器头以胶管连接，注意一定要扎紧，然后来回抽。当大量乳化时，可采用胶体磨（一种离心式设备）进行。

检验乳化好的方法是取一滴乳化剂滴入水中，呈现球形而不分散即为乳化成功；如出现平展扩散，即为未乳化好。乳化过的物质放置一段时间（在保存期内）出现油水分层也是未乳化好的表现。

5. 免疫途径及次数的选择

免疫途径包括皮下注射、皮内注射、肌肉注射、静脉注射、腹腔注射以及淋巴结内注射等。抗原量少，一般采用加佐剂，淋巴结内或淋巴结周围，或足掌，或皮内、皮下多点注射；如抗原量多，则可采用皮下、肌肉以至静脉注射。

注射间隔时间带佐剂的皮内、皮下注射，一般为间隔 2～4 周免疫 1 次。不带佐剂的皮下或肌肉注射，一般为 1～2 周间隔时间；肌肉或静脉注射的，间隔时间可为 5 天左右。

6. 血清的收集和保存

将血液自血管内抽出，放入试管中，不加抗凝剂，则凝血反应被激活，血液迅速凝固，形成胶冻。凝血块收缩，其周围所析出的淡黄色透明液体即为血清，也可于凝血后经离心取得。在凝血过程中，纤维蛋白原转变成纤维蛋白块，所以血清中无纤维蛋白原，这一点是与血浆最大的区别。血清长时间保存，应保存于 -80 ℃下；半年内，可保存在 -20 ～ -5 ℃；1 周内，可存放于 4 ℃下。

（三）材料与试剂

（1）仪器及耗材：1 mL、2 mL 注射器，三孔连通管，EP 管。
（2）试剂及溶液：EGFP 蛋白胨干品、弗氏完全佐剂、弗氏不完全佐剂、PBS 溶液。
（3）实验动物：9 周 BALB/C 雌性小鼠，每组 2 只。

（四）操作步骤

1. 疫苗的制备

称取上述 EGFP 蛋白胨干品（1 mg），加入 1 mL PBS 使其充分溶解，配制成

1 g/L 蛋白溶液，初次免疫抗原剂量按 100 微克/只。取 200 μL 抗原溶液加入 0.2 mL 弗氏完全佐剂 CFA（首次免疫）或弗氏不完全佐剂 IFA（追加免疫），在 EP 管中用 1 mL 注射器反复抽吸至形成油包水的乳剂或用头皮针胶管将 2 支注射器连通，反复推注射器至蛋白与佐剂形成油包水混合物。每只小鼠免疫剂量为 200 μL，一般皮下多点免疫为 50 微升/点，在背部脊椎两侧各选 2 点注射。

2. 小鼠的免疫

取 2 只 BALB/C 小鼠，眼眶采血，分离作阴性对照用血清。然后按每只 0.2 mL 的注射剂量进行免疫。第一次免疫后 2 周和 3 周，各进行 1 次追加免疫。首次免疫 EGFP 抗原剂量为 100 微克/只，追加免疫抗原使用量减半。第二次加强免疫后 1 周，眼眶采血，分离血清，用 ELISA 法检测抗体效价。当效价达 1∶8 000 时停止免疫。

具体免疫程序如图 2.7.2 所示。简述如下：

（1）第 1 天，每只小鼠 100 μg 蛋白，200 μL 蛋白 + 200 μL 弗氏完全佐剂完全乳化后，背部皮下多点少量注射共 200 μL。

（2）第 14 天，每只小鼠 50 μg 蛋白，100 μL 蛋白 + 100 μL PBS + 200 μL 弗氏不完全佐剂完全乳化后，同上免疫共 200 μL。

（3）第 21 天，每只小鼠 50 μg 蛋白，100 μL 蛋白 + 100 μL PBS + 200 μL 弗氏不完全佐剂完全乳化后，皮下注射免疫共 200 μL。

（4）第 25 天，眼眶取血，收集血清，ELISA 法初步检测抗体效价。

（5）根据效价高低，考虑是否需要做进一步追加免疫。

（6）第 28 天，每只小鼠 100 μg 蛋白，200 μL 蛋白 + 200 μL 弗氏不完全佐剂完全乳化后，皮下注射加强免疫共 200 μL。

（7）第 35 天，心脏取血（约 1.2 mL），得到大量血清。

注意：对于大多数动物品种，免疫全过程的最佳抗原量在 1 ~ 10 mg/kg 体重的范围内。如抗原不纯或为小分子肽时，可相应提高用量。

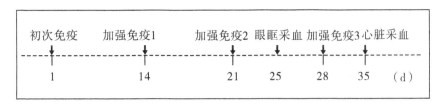

图 2.7.2 制备小鼠 EGFP 抗体的免疫程序

3. 动物实验操作

(1) 皮下注射。一般两人合作。一人左手抓住小鼠头部皮肤，右手拉住鼠尾；另一人左手提高小鼠背部皮肤，右手持注射器（针头朝上），将针头刺入提起的皮下。若一人操作，左手小指和手掌夹住鼠尾，拇指和食指提起背部皮肤，右手持注射器给药。如图2.7.3所示。

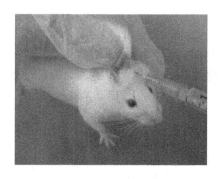

图 2.7.3　皮下注射示意

（图片来源：台湾慈济大学实验动物中心标准操作程序之注射与投药技术。http：//www.lac.tcu.edu.tw/Userdata/File/SOP/SOP_H3.pdf)

(2) 腹腔注射。以左手大拇指与食指夹住鼠两耳及头部皮肤，腹部向上，将鼠固定在手掌间，必要时，以左手无名指及小指夹住鼠尾；右手持连有5号针头的注射器，将针头从下腹部朝头方向刺入腹腔，回抽无回血或尿液，表示针头未刺入肝、膀胱等脏器，即可进行注射。如图2.7.4所示。

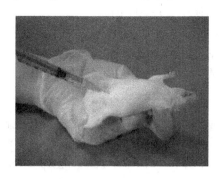

图 2.7.4　腹腔注射示意

（图片来源：台湾慈济大学实验动物中心标准操作程序之注射与投药技术。http：//www.lac.tcu.edu.tw/Userdata/File/SOP/SOP_H3.pdf)

注意：①针头刺入部不宜太近上腹部或太深，以免刺破内脏。②针头与腹腔的角度不宜太小，否则容易刺入皮下。③用的针头不要太粗，以免药液注射后从注射孔流出。注射后用棉球按一下注射部位。④为避免注射后药液从针孔流出，也可在注射时先使针头在皮下向前推一小段距离，然后再刺入腹腔。

（3）眼眶后静脉丛采血。取玻璃吸管，酒精灯火焰外焰加热细段根部，边旋转边拉伸，冷却后截断，细端长约 1 cm 即可。将采血管浸入 1% 肝素溶液，干燥后使用。采血时，左手拇指及食指抓住鼠两耳之间的皮肤使鼠固定（可麻醉后操作），并轻轻压迫颈部两侧，阻碍静脉回流，使眼球充分外突，提示眼眶后静脉丛冲血。右手持采血管，将其尖端插入内眼角与眼球之间，轻轻向眼底方向刺入，当感到有阻力时即停止刺入，旋转取血管以切开静脉丛，血液即流入采血管中。采血结束后，拔出采血管，放松左手，出血即停止。用乳胶吸头将采血管中的血液吹入 EP 管底部。如图 2.7.5 所示。

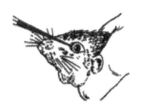

图 2.7.5　眼眶采血示意

（图片来源：华中农业大学精品课程动物生理学实验指导。
http：//nhjy. hzau. edu. cn/kech/dwsl/exp/3view. asp？key =6）

4. 血清的分离

第二次免疫 1 周后，眼眶取血 200 μL/只，室温静置 1～2 h 后于 4 ℃ 放置过夜，然后 1 000 r/min 离心 10 min，小心吸取无色透明的上层血清。血清分装后，取 1 支 4 ℃ 保存，用于随后的效价检测，剩余的保存于 −20 ℃ 备用。

（五）结果分析

收集血清后 ELISA 检测抗体效价。

（六）注意事项

（1）抗原蛋白溶液必须与佐剂乳化完全后才进行皮下注射。
（2）腹腔注射时，小鼠头尽量朝下，避免注射针头刺到内脏。
（3）眼眶采血时，可将小鼠用乙醚麻醉后操作。

（4）最后一步采取小鼠全血时，可采用心脏采血或摘眼球取血。

【思考题】
简述分离血清的原理和方法。

实验八　间接 ELISA 法测定抗体效价

（一）实验目的

（1）掌握酶联免疫检测的基本原理。
（2）学习和掌握酶联免疫吸附测定的技术和方法。

（二）实验原理

酶联免疫吸附技术（enzyme linked immunosorbent assay，ELISA）是一种用酶标记抗原或抗体，在固相载体上进行抗原或抗体测定的方法。此法将抗原、抗体的免疫反应和酶的高效催化作用原理有机地结合起来，酶标记物对抗原抗体反应起放大作用，酶分解底物而显色，可敏感地检测体液中微量的特异性抗原和抗体。该技术具有敏感性高、特异性强、操作简易、容易观察结果、便于大规模检测的特点。酶联免疫吸附技术的方法很多，但基本的有三类，即间接法、双抗体夹心法和抗原竞争法。

1. 间接法

为检测抗体，可用间接法。此法是用酶标记的抗体检测抗体。先将已知抗原吸附在固相载体上，然后加入待测血清，如有相应抗体存在，则与抗原在载体表面形成抗原-抗体复合物。洗涤后加酶标记抗体，保温后洗涤，加底物显色，颜色的深浅与待测抗体的量成正比，用酶标仪检测抗体含量。本实验采用间接法测定血清 EGFP 抗体的效价。如图 2.8.1 所示。

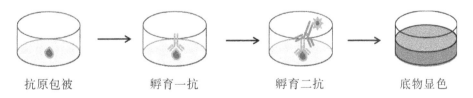

图 2.8.1　间接法测抗体示意

2. 双抗体夹心法

为检测抗原,可用双抗体夹心法,此法是用酶标记的特异性抗体检测抗原。先将特异性抗体吸附在固相载体上,然后加待检测抗原溶液,若样品中有相应抗原,则与抗体在载体表面形成抗原-抗体复合物,洗涤去除多余的抗原及杂蛋白,加入酶标记的特异性抗体,温育后洗涤。加入酶的底物显色,加入酸或碱终止酶促反应,用酶标仪测定抗原含量。如图2.8.2所示。

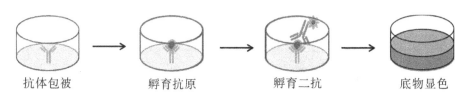

图2.8.2 双抗体夹心法测抗原示意

3. 抗原竞争法

抗原竞争法也是测定抗原的方法,它是用酶标记的抗原检测抗原。将特异性抗体分别吸附在两份相同的载体A和B上,然后在A中加入酶标抗原和待测抗原,B中只加入与A等量的酶标抗原。保温后洗涤,加入底物显色。待测液中未知抗原量越多,则酶标抗原被结合的量就越少,显色后颜色也就越浅,据此便可测出未知抗原的量。常用的标记酶有辣根过氧化物酶、碱性磷酸酶、葡萄糖氧化酶、溶菌酶等,目前国内多采用辣根过氧化物酶制备酶标记抗体。如图2.8.3所示。

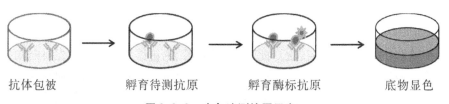

图2.8.3 竞争法测抗原示意

(三)实验设备

微量加样器、移液管、37 ℃培养箱、酶标仪。

(四)材料和试剂

1. 仪器及耗材

聚苯乙烯酶标板、量筒、密封纸或膜、吸水纸或干净毛巾。

2. 试剂及溶液

（1）包被缓冲液：0.05 mol/L 碳酸盐缓冲液（pH 9.6），其配制为：

$NaHCO_3$	1.46 g；
Na_2CO_3	0.79 g；

以双蒸水溶解配制成 500 mL。

（2）稀释缓冲液：0.02 mol/L（pH 7.4）的磷酸盐缓冲液（PBS），其配制为：

NaCl	8.00 g；
KCl	0.20 g；
$Na_2HPO_4 \cdot 12H_2O$	3.58 g；
KH_2PO_4	0.20 g；

以双蒸水溶解配制成 1 000 mL。

（3）洗涤缓冲液（PBST）：含 0.05% Tween-20 的稀释缓冲液（PBS）。

（4）封闭液：含 0.2% 明胶的稀释缓冲液（PBS），新鲜配制。注意：配制时需加热或置于微波炉中以加快溶解。

（5）底物缓冲液：pH 5.0 磷酸盐-柠檬酸缓冲液，其配制为：

0.2 mol/L $Na_2HPO_4 \cdot 12H_2O$（7.16 g/100 mL）	25.7 mL；
0.1 mol/L 柠檬酸（2.1 g/100 mL）	23.4 mL；
以双蒸水配制成	100 mL。

（6）底物溶液：临用时，取底物缓冲液 10 mL，溶解邻苯二胺（OPD）4 mg，再加入 5 μL 30% H_2O_2，混匀后使用。注意：OPD 有毒，小心操作。一定要用前新鲜配制，不要贮存。

（7）终止液：2 mol/L H_2SO_4，其配制为：

98% 浓 H_2SO_4	21.7 mL；

缓慢加入 178.3 mL 双蒸水中，搅拌均匀。

注意：浓硫酸具有强腐蚀性，应小心操作，防止液体飞溅。

（8）酶标单克隆抗体（二抗）：辣根过氧化物酶（HRP）标记的羊抗鼠 IgG，临用时用封闭液 1∶5 000 倍稀释。

（9）待包被抗原：即之前获得的 EGFP 蛋白干粉。称取 1 mg 蛋白，用 1 mL PBS 溶液配制成 1 g/L 抗原溶液，临用时稀释为 2 mg/L，包被量为 0.2 微克/孔。

（五）操作步骤

1. 包被酶标板

用包被缓冲液稀释 1 g/L 抗原溶液至 2 mg/L（EGFP 蛋白∶包被缓冲液 = 1∶500

体积比），立即向 1～6 列的 A 至 H 行中各加入 100 μL 2 mg/L 抗原溶液，37 ℃ 温育 2 h 或 4 ℃过夜。如图 2.8.4 所示。

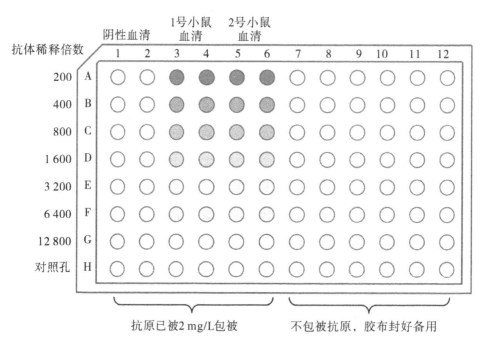

图 2.8.4　ELISA 包被与加样示意

2. 洗涤

把 96 孔板平放在桌上，手动振摇 5～10 s，去除抗原溶液，在各孔中加入 200 μL PBS 后，以同样的方法去除液体。洗涤 3 次，将培养板翻盖于纸或毛巾上，以彻底除去水分。注意：一定要甩干酶标板。

3. 封闭

在各孔加入 200 μL 封闭液，37 ℃培养 1 h。用洗涤缓冲液 PBS-T（含 0.05% Tween-20 的 PBS）洗板 3 次，同步骤 2，去除板内水分。

4. 孵育一抗

在第 1、第 2 列的第 1 行用含有 0.2% 明胶的 PBS 稀释阴性血清 200 倍，配制 100 μL。以各孔血清 50 μL 的 2 倍稀释液向第 1 行后的行孔推移 7 次［即从第 n 孔取 50 μL 于第 $(n+1)$ 孔，并稀释成 2 倍体积］，最后一孔就为 12 800 倍稀释的抗体溶液。

第 3、第 4 列的第 1 行孔内加入 200 倍稀释的 1 号小鼠的血清 100 μL。第 5、第 6 列第 1 行孔内加入 200 倍稀释的 2 号小鼠血清 100 μL。从第 n 孔取 50 μL 于第 $(n+1)$ 孔，并依此稀释成 2 倍体积。依此类推加至第 7 行孔。第 1 至第 6 列的第 H 行孔内加入 PBS-T 作为空白对照。37 ℃ 温育 1 h。

5. 洗涤

PBS-T 洗板 3 次除水，拍干。

6. 孵育二抗

用封闭液 1:5 000 稀释酶标二抗（0.6 μL 的二抗 + 3 mL 0.2% 的明胶），各孔加入 50 μL，37 ℃ 培养 1 h。PBS-T 洗板 3 次除水。

7. 显色

每孔加入 50 μL 新鲜配制的 OPD 底物溶液，37 ℃ 培养箱中避光显色 10 ~ 30 min，然后每孔加入 50 μL 硫酸终止液，终止显色反应。酶标仪测定 492 nm 处的吸光度。颜色在数小时内稳定。如图 2.8.4 所示。

（六）结果分析

酶标仪读取 ELISA 板上各孔吸光度，判断抗体是否达到效价。

（七）注意事项

（1）底物溶液为致癌物，操作需谨慎小心，切勿接触。
（2）由于反应板可能存在边缘效应，因此，测定或包被时，每种样品至少要有一个重复孔，这样才能保证数据的准确性。
（3）吸取不同的液体后，要更换吸头。
（4）用移液器慢慢吸取液体，避免产生气泡而使吸取量不准确。
（5）液体全部加完后，可将酶标板在桌上平行轻轻晃动 30 s，混匀液体。
（6）温育时，用胶带或一干净盖板封好酶标板，防止水分蒸发。
（7）实验时，底物要避光保存。

【思考题】

（1）简述 ELISA 的原理及影响因素。
（2）总结做好 ELISA 实验有哪些关键环节。

实验九　Western blotting 检测抗体含量

（一）实验目的

(1) 掌握 Western blotting 的实验原理。

(2) 掌握转移槽的使用方法和转膜的基本操作程序。

（二）实验原理

1. Western blotting 的原理与方法

蛋白质经聚丙烯酸胶凝胶电泳（变性或非变性）分离或等电聚焦后，再用电转印的方法，将其转移到具有一定韧性且化学惰性的高分子支持物上，可作进一步分析。其中最重要的用途是：用待分析蛋白质的抗体与转移至膜上的蛋白质进行免疫反应，检出微量待测蛋白质，这种蛋白质的测定方法称 Western blotting（或称蛋白质印迹、免疫印迹）。由于待测蛋白经电泳浓缩，且用抗原－抗体特异性反应检测蛋白质，因此，Western blotting 的灵敏度、特异性都很高。Western blotting 的主要流程如图 2.9.1 所示。

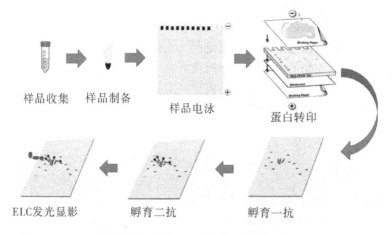

图 2.9.1　Western blotting 流程示意

2. Western blotting 的主要物品

（1）转移膜。常用转移膜主要有以下三种类型：

1）硝酸纤维素膜（NC 膜）：一般都使用此类膜。蛋白质的结合量为 80～100 $\mu g/cm^2$。但此类膜机械强度小，脆性大，不利于操作步骤过多的测定。

2）尼龙膜：蛋白质的结合量为 200 $\mu g/cm^2$，机械强度也很高，虽然因膜本身易被某些染料着色，而不宜用这些染料对蛋白质染色，但对免疫显色无妨碍。

3）PVDF 膜（聚乙烯二氟，polyvinilidene difluoride）：蛋白质的结合量最高（200～300 $\mu g/cm^2$），机械强度也很高，其上蛋白质既可用染料染色也可免疫显色，但使用前需处理。特别适合于氨基酸组成分析和序列分析。

一般膜的孔径有 0.45 μm 和 0.22 μm 两种。虽然 0.45 μm 的膜容易透过相对分子质量在 15 000 以下的蛋白质，但作为通常蛋白质的支持物，这两种孔径的膜均可使用。

（2）电印迹装置。常用的电印迹方法有两种：水浴式电印迹法和半干式电印迹法（semidrytransfer）。

1）水浴式电印迹（湿法）：凝胶上覆盖一张转移膜后，夹在浸有转移缓冲液的滤纸及纤维帕中，用转移盘固定，置于装有转移缓冲液的转移槽中，胶面置负极，膜面置正极，在一定的电压下，电泳一段时间，胶中的蛋白质将全部转移至膜上。该法需时较长，且需冷却装置，缓冲液的用量也较大，但操作简单，几乎不会失败，高相对分子质量蛋白质的转移效率也较高。

2）半干式电印迹（半干法）：在转移槽的阳极板上按以下顺序放置以下物料：浸过缓冲液的 3 张滤纸、膜、凝胶、浸过缓冲液的 3 张滤纸，盖上负极盖，通电一定时间后，胶中的蛋白质将转移至膜上。本法需时短，缓冲液的用量也很少，但高相对分子质量蛋白质的转移效率较低。

（3）电转缓冲液：转移用缓冲液的种类和 pH 视转移蛋白质的性质和相对分子质量而定。一般情况下，多采用 Tris - 甘氨酸系统，但在蛋白质相对分子质量较大不易转移的情况下，使用 CAPS［3 -（环己氨基）丙磺酸］缓冲液，CAPS 在 pH 11 时，有较好的缓冲能力，并能保证大多数蛋白质都带负电荷，向正极转移（一般只用于水浴式电印迹）。

3. 电印迹

（1）水浴式电转：

1）将与凝胶同样大小的膜和滤纸浸入转移缓冲液中，平衡 20 min。

2）如用 PVDF 膜，需进行前处理。PVDF 膜切去一角，置于 100% 甲醇中均匀润湿（1～2 min），再置于转移缓冲液平衡 20 min。

3）将电泳完毕的凝胶作上记号（一般在胶上切去一角），剥离至盛有转移缓冲液的器皿中，平衡 5 min，洗去胶上的 SDS 等离子。

4）在转移缓冲液中，按从下至上的顺序，转移夹黑板、3 张滤纸、凝胶、转移膜、3 张滤纸、转移夹白板，各层之间应避免留有气泡。将它们整体夹入转移盘中，置转移盘于转移槽缓冲液中，胶侧置负极，膜侧置正极。

5）转移终了，膜用 PBS-T 漂洗后，按后面的免疫显色反应显色，也可装入密闭袋中，置于 -20 ℃下保存。

(2) 半干式电转：

1）将与凝胶一样大小的滤纸和膜浸入缓冲液中至少 15 min。

缓冲液 A：滤纸 2 张；

缓冲液 B：滤纸 2 张/转移膜；

缓冲液 C：滤纸 2 张。

2）将凝胶置于缓冲液 C 中。

3）将浸有缓冲液 A 的 2 张滤纸置于正极底盘上。

4）将浸有缓冲液 B 的 2 张滤纸置于浸有缓冲液 A 的滤纸上。

5）将转移膜置于浸有缓冲液 B 的滤纸上。

6）将凝胶置于转移膜上，用针从胶向膜面作记号。

7）将浸有缓冲液 C 的滤纸置于凝胶上，注意以上各层之间不可留有气泡。

8）放上固定闩，盖上负极盖。

9）通电，1.5～2.0 mA 30 min，或 15 V 45 min（小凝胶），或 25 V 45 min（标准大小的凝胶）。因通电过程中产生热，温度升高，所以多采用恒电流转移，为了保护电极，电压不要超过 25 V。120 kDa 以上的高分子量蛋白质用此法的转移效率不高，可用水浴式印迹法转移。

10）转移终了，凝胶进行蛋白质染色，以确定转移效率，膜按下面的免疫显色法显色，也可密闭于袋中置于 -20 ℃下保存。

4. 免疫显色

免疫显色是利用待测蛋白质的抗体，与转移至膜上的蛋白质反应，检出该特定蛋白质（抗原）的方法。可分为直接法和间接法。直接法是将特异抗体直接标上标识物，通过此标识物的检出，直接反映特定蛋白质存在的方法；间接法是将特异性抗体（一抗）与抗原结合，再用标有标识物的抗一抗的抗体（二抗）与之反应。通过二抗分子中标识物的检出，间接反映特定蛋白质存在的方法。现在广泛使用间接测定法。

(1) 间接法类型。

1）酶抗体法（检测灵敏度：10 pg）：在二抗分子上标上辣根过氧化物酶

(HRP)、碱性磷酸酶（AP）等酶，利用酶促反应，产生有色沉淀物。这是 Western blotting 印迹法最常用的一类显色法，它可间接地测定与一抗反应的特定蛋白质分子，其特性如下。

A. 二抗：HRP 标记抗体。

显色试剂：二氨基联苯胺（DAB）或 4 - 氯 - 1 - 萘酚；基质：H_2O_2。

检出法：褐色沉淀物的检测（DAB）或紫色沉淀的检测（4 - 氯 - 1 - 萘酚）。

B. 二抗：AP 标记抗体。

显色试剂：硝基氮蓝四唑；基质：5 - 溴 - 4 - 氯 - 3 - 吲哚磷酸。

检出法：紫色沉淀物的检测。

C. 二抗：AP 标记抗体。

发光试剂：CSPD[disodium 3-(4-methoxyspiro(1, 2-dioxetane-3, 2′-(5′-chloro) tricyclo[3, 3, 1, 1, 3, 7]decan) - 4-yl) phenylphosphate]。

检出法：利用发光特性，用 X 线光片感光，记录信号。

2）同位素抗体法（灵敏度：1 pg）：在二抗分子上接上标有同位素如 ^{125}I 的分子，用放射自显影的方法，高灵敏度检出待测蛋白质分子。

3）荧光抗体法：在二抗分子上标上 FITC（fluorescein isothiocyanate，发绿色荧光），或 rhodamine（发红色荧光），利用其荧光特性检测待测蛋白质分子。多用于免疫组化染色。

4）ABC 法：用标有生物素的二抗分子，与抗生物素 - 酶复合物反应，使一个二抗分子结合多个酶分子，该酶分子又催化有色沉淀物的产生。此法灵敏度高，但是背景较深，非特异性反应也很强。

5）镀金法（灵敏度：1 pg）：二抗分子与金颗粒结合，然后用电子显微镜检出的方法。

（2）酶抗体显色法的操作。

1）试剂。

A. 稀释缓冲液。Tris-HCl（pH 7.5）0.1 mol/L、NaCl 0.1 mol/L。

B. 封闭液。常用封闭液有下列几种，都用"A. 稀释缓冲液"配制：

10% 小牛血清（注意：检测血清蛋白质时不能使用）；

5% 脱脂奶粉；

3% 牛血清白蛋白（BSA）。

C. Tween-20 漂洗。Tween-PBS 漂洗液（辣根过氧化物酶二抗用）：NaCl 137 mmol/L、KCl 2.68 mmol/L、Na_2HPO_4 ·$12H_2O$ 8.10 mmol/L、KH_2PO_4 1.47 mmol/L、Tween-20 0.05%（质量分数）。

Tween-TBS（碱性磷酸酶二抗用）：Tris-HCl（pH 7.6）20 mmol/L、NaCl 137 mmol/L。

D. 显色液。

a. 辣根过氧化物酶显色用。

Ⅰ. 联苯胺显色液（DAB）（用前配制）：

DAB	2 mg；
10% H_2O_2	60 μL；
磷酸缓冲液（0.1 mol/L，pH 6.4）	10 mL。

Ⅱ. 4-氯-1-萘酚显色液：

3 g/L 4-氯-1-萘酚（甲醇配制）	4 mL；
30% H_2O_2	10 μL；
TBS	20 mL。

b. 碱性磷酸酶显色用。

Ⅰ. 显色缓冲液：

Tris-HCl（pH 9.5）	100 mmol/L；
NaCl	100 mmol/L；
$MgCl_2 \cdot 6H_2O$	50 mmol/L。

Ⅱ. 硝基氮蓝四唑（NBT）溶液：

NBT	173 mmol/L；
二甲基甲酰胺（DMF）	10%；

棕色瓶中 4 ℃ 保存。

Ⅲ. 5-溴-4-氯-3-吲哚磷酸液：

5-溴-4-氯-3-吲哚磷酸	115.3 mmol/L；
DMF	100%；

棕色瓶中 4 ℃ 保存。

Ⅳ. 显色液（用前配制）：

显色缓冲液（a）	10 mL；
NBT 液（b）	45 mL；
5-溴-4-氯-3-吲哚磷酸（c）	35 mL。

2) 显色过程。

A. 封闭：为了防止抗体与膜的非特异性结合，将吸印蛋白质的膜面置上，在封闭液中，室温缓慢摇动，封闭至少 1 h，静置过夜亦可。

B. 抗体的结合：用封闭液将抗体（一抗）适当稀释（稀释程度与抗体的效价有关，一般为 1 000～3 000 倍）。将已封闭的膜置于抗体溶液中，室温下缓慢摇动 1～3 h，为了节约抗体，也可将抗体液滴在膜的蛋白质面上，室温下静置过夜，液体量少并且时间过长时，要防止液体的蒸发（将膜置于一密封容器中，膜旁放置一潮湿物，如浸有水的滤纸、海绵等）。

C. 洗去未结合的抗体：用 Tween-20 漂洗液振摇洗 3 次，每次 10 min。

D. 二抗的结合：二抗用封闭液适当稀释（稀释倍数视效价而异），按操作 B，反应 1 h。

E. 洗去未结合的二抗：操作同 C。

F. 显色反应：膜浸入显色液中，观察颜色区带的出现，一般反应在 10～20 min 内完成。充分显色后，立即将膜转至水中，终止显色反应，充分洗净显色液，以免背景过深。

G. 膜置于滤纸上干燥，分析结果。

3）显色中常出现的问题及对策。

A. 膜干燥之后，区带颜色变浅，甚至看不见了。

原因：这是该区带的蛋白量很少所致，属正常变化。

对策：如果为了照像，可将膜浸湿，增强信号，但为了根本解决问题，还需增加点样量。

B. 膜一放入显色液中，显色液就变色，膜的背景也很深。

原因：二抗反应后，膜洗得不干净，还有过量的过氧化物酶或碱性磷酸酶存在；显色液的温度过高；显色液或基质的浓度过高。

对策：立即倒掉显色液，膜用漂洗液充分洗净之后，重新显色。但是如果背景颜色已太深，清晰的图谱已难以得到。将显色液温度降低之后，再显色；将显色液中各成分的浓度降低，重新配制。

C. 显色液没有被污染，但是区带显色迅速，颜色变黑，显色液也变色。

原因：这不是异常结果，而是区带的蛋白质含量过高所致。

对策：将显色液稀释，使反应速度减慢，但最好是将蛋白质点样量减少。

D. 显色时间已足够长，显色液已变色，但仍不见区带出现。

原因：一抗所对应的抗原蛋白质不存在，或量很少；一抗和二抗都失活，或二抗不能与一抗反应。

对策：增大电泳时的蛋白质点样量；多数情况下，抗原抗体虽不能反应，但二抗上的过氧化物酶或碱性磷酸酶还有活性，因此，首先将二抗与另外的一抗反应，确定其活性的有无。如结合反应正常，直接与所用一抗反应，然后再将一抗与相应的纯抗原反应，确定一抗与抗原和二抗的反应活性，最后测定抗体的效价或另换新的二抗。

E. 显色时间已足够长，但仍不见区带出现，显色液也澄清不变色。

原因：过氧化物酶或碱性磷酸酶都不存在或已失活；显色液有问题。

对策：检查二抗是否用错，膜充分洗净后，用新配制的抗体反应；重新配制显色液。

5. 膜上蛋白质的其他用途

通过电印迹法转移到膜上的蛋白质，经染色后，切下纯的蛋白质区带，可进行如下分析：

（1）氨基酸序列分析。作氨基酸序列分析，转移膜用 PVDF 膜。电印迹结束后，膜用 PBS 液漂洗 2 次，每次 5 min，用 1% 的丽春红 – S（sponcea-S/5% 醋酸）染液染色 10 min，用蒸馏水漂洗多次，直至蛋白质区带清晰可见，置于滤纸上干燥，剪下所需蛋白质区带，置于氨基酸序列分析仪上，即可进行氨基酸序列分析。

（2）作为抗原免疫动物制备抗体。转移膜用硝酸纤维素膜。经丽春红 – S 染色、水漂洗脱色后的膜，置于浸有 PBS 的滤纸上（防止膜干燥），剪切下所需蛋白质带，按以下方法免疫小鼠或兔子：

1）将剪切下的膜置于 0.9% 灭菌的 NaCl 溶液中，剪碎匀浆后，用注射器将此匀浆直接注入脾脏，进行脾内免疫。

2）将剪下的膜再切成 5 mm² 大小的四方块，埋入皮下进行皮下免疫。

（三）实验设备

蛋白质凝胶垂直电泳系统、蛋白质凝胶垂直电转系统、水浴锅、脱色摇床、冷冻离心机、超声波细胞破碎仪、X 光胶片、凝胶成像系统。

（四）材料和试剂

1. 材料

各组纯化后 EGFP 蛋白，已灭菌的移液器及枪头、离心管、EP 管及 EP 管架。

2. 试剂

（1）SDS-PAG 电泳试剂（见 SDS-PAGE 实验部分）。

（2）电转缓冲液。

（3）PBS：NaCl 137 mmol/L、KCl 2.68 mmol/L、$Na_2HPO_4 \cdot 12H_2O$ 8.10 mmol/L、KH_2PO_4 1.47 mmol/L。

（4）PBS-T：PBS 1 000 mL 加入 1 mL Tween-20。

（5）封闭液（blocking buffer）：5% 脱脂奶粉，用 TBS-T 或 PBS-T 配制。

（6）自制一抗，二抗为商品化羊抗鼠二抗；DAB 染色试剂盒、Whatman 滤纸。

（7）显影液、定影液。

（五）操作方法

1. 蛋白含量的测定

（1）从 -20 ℃ 取出 1 g/L BSA，室温融化后，备用。

（2）取 18 个 1.5 mL 离心管，3 个一组，分别标记为 0，2.5，5.0，10.0，20.0，40.0 mg。

（3）按表 2.9.1 在 96 孔板中加入各种试剂。

表 2.9.1　蛋白含量测定梯度配比成分

孔板号	1	2	3	4	5	6	7	8	9
1 g/L 的 BSA/μL	—	1	2	4	6	8	9	10	样品，5*
细胞裂解液/μL	10	9	8	6	4	2	1	—	5
G250 考马斯亮蓝溶液/μL	200	200	200	200	200	200	200	200	200

注：*9 号孔加入的是 5 μL 待测样品。

（4）混匀后，室温放置 2 min。在生物分光光度计上比色分析。

2. SDS-PAGE 电泳

（1）清洗玻璃板：一只手扣紧玻璃板，另一只手蘸点洗衣粉轻轻擦洗。两面都擦洗过后用自来水冲，再用蒸馏水冲洗干净后立在筐里晾干。

（2）灌胶与上样：

1）玻璃板对齐后放入夹中卡紧，然后垂直卡在架子上准备灌胶。

2）按前面方法配 10% 分离胶，加入 TEMED 后立即摇匀即可灌胶。灌胶时，可用 10 mL 枪吸取 5 mL 胶沿玻璃放出，待胶面升到绿带中间线高度时即可。然后胶上加一层水，液封后的胶凝得更快。

3）当水和胶之间有一条折射线时，说明胶已凝了。再等 3 min 胶充分凝固就可倒去胶上层水并用吸水纸将水吸干。

4）按前面方法配 4% 的浓缩胶，加入 TEMED 后立即摇匀即可灌胶。将剩余空间灌满浓缩胶，然后将梳子插入浓缩胶中。

5）用水冲洗一下浓缩胶，将其放入电泳槽中。

6）测完蛋白含量后，计算含 50 mg 蛋白的溶液体积即为上样量。取出上样样品至 0.5 mL 离心管中，加入 5×SDS 上样缓冲液至终浓度为 1×。上样前要将样品于沸水中煮 10 min 使蛋白变性。

7）加足够的电泳液后开始准备上样。将加样器针头插至加样孔中缓慢加入样品。

（3）电泳：电泳电压70 V 30 min，100 V 1 h。电泳至溴酚蓝条带刚脱离胶板即可终止，进行转膜。

3. 转膜

（1）转一张膜需准备6张7.0～8.3 cm的滤纸和1张7.3～8.6 cm的PVDF膜。将切好的PVDF膜置于甲醇上浸2 min才可使用。

（2）在加有转移液的搪瓷盘里放入转膜用的夹子、2块海绵垫、1支玻棒、滤纸和浸过的膜。

（3）将夹子打开使黑的一面保持水平。在上面垫1张海绵垫，用玻棒来回擀几遍以擀走里面的气泡。在垫子上垫3层滤纸，一手固定滤纸一手用玻棒擀去其中的气泡。

（4）将夹子放入转移槽槽中，要使夹的黑面对槽的黑面，夹的白面对槽的红面。电转移时会产热，在槽的一边放一块冰来降温。100 V 转移1.5 h。

4. 免疫反应

（1）用0.01 mol/L PBS-T 洗膜，每次5 min，洗3次。

（2）加入封闭液，平稳摇动，室温下2 h。

（3）分别加入商品化一抗、免疫一号小鼠血清、免疫二号小鼠血清、空白小鼠血清（按合适稀释比例用0.01 mol/L PBS-T 稀释，液体必须覆盖膜的全部），4 ℃下放置12 h以上。

（4）弃一抗，用0.01 mol/L PBS-T 分别洗膜，每次5 min，洗4次。

（5）加入辣根过氧化物酶偶联的二抗（按合适稀释比例用0.01 mol/L PBS-T 稀释），平稳摇动，室温下2 h。

（6）弃二抗，用0.01 mol/L PBS-T 洗膜，每次5 min，洗4次。

（7）加入显色液，避光显色至出现条带时放入双蒸水中终止反应，马上把X光片浸入定影液中，定影时间一般为5～10 min，以胶片透明为止；用自来水冲去残留的定影液后，室温下晾干。

（六）结果分析

Western blotting 检测自制抗体表达情况，并通过灰度分析确定其含量。

（七）注意事项

（1）实验过程中要全程带手套，以避免手上杂质影响结果，并避免试剂对自身产生影响。

（2）PVDF 膜在电转前需在甲醇中浸泡 1～2 min，以使离子平衡。

（3）取出浸在转膜液中的凝胶平放于滤纸上，排除所有气泡，PVDF 膜放到胶上时也需排除气泡。

（4）PVDF 膜在电转后切勿搞错正反面，与胶接触的一面为正面，可切去滤膜的一角，以标记正反，如有预染 Marker 也可不标。

（5）孵育抗体时，PVDF 膜含蛋白面朝上，抗体孵育液要尽量没过 PVDF 膜，摇床需尽量慢速，用 PBS-T 洗时应使用较快速度。

【思考题】

（1）简述 Western blotting 的关键步骤。
（2）如何提高 Western blotting 的转膜效率？
（3）哪些因素会造成 Western blotting 显色后背景过高？

参 考 文 献

[1] 郝福英,周先碗. 生物化学与分子生物学 [M]. 北京:高等教育出版社,2009.

[2] 刘叶青. 生物分离工程实验 [M]. 北京:高等教育出版社,2007.

[3] 魏群. 生物化学与分子生物学综合大实验 [M]. 北京:高等教育出版社,2007.

[4] 奥斯伯 F,布伦特 R,金斯顿 R E,等. 精编分子生物学实验指南 [M]. 北京:科学出版社,1998.

[5] 萨姆布鲁克 J,拉塞尔 D W. 分子克隆实验指南(上、下册)[M]. 3 版. 北京:科学出版社,2002.

[6] 科利根 J E,比勒 B E,马古利斯 D H,等. 精编免疫学实验指南 [M]. 北京:科学出版社,2009.

[7] 王传武,赵德明. 用实验动物制备多克隆抗体 I 免疫方案的优化 [J]. 实验动物科学与管理,2002,19(4):40 - 43.

[8] 贾慧娜,罗海玲. 多克隆抗体制备方法的研究进展 [C] // 中国畜牧兽医学会养羊学分会. 全国养羊生产与学术研讨会议论文集,2012:66 - 69.

[9] 魏东,黄智鸿,赵月平. 浅析 ELISA 的基本原理与注意事项 [J]. 安徽农业科学,2009,37(6):2357 - 2358.

[10] ICRP. 国际放射防护委员会建议书 [M]. 李树德,译. 北京:原子能出版社,1978.

附 录

附录一 核酸及蛋白质数据

附表1.1 遗传密码

第一个核苷酸(5'端)	第二个核苷酸								第三个核苷酸(3'端)
	U		C		A		G		
U	UUU	Phe	UCU	Ser	UAU	Tyr	UGU	Gys	U
	UUC	Phe	UCC	Ser	UAC	Tyr	UGG	Gys	C
	UUA	Leu	UCA	Ser	UAA	终止	UGA	终止	A
	UUG	Leu	UGG	Ser	UAG	终止	UGG	Trp	G
C	CUU	Leu	CCU	Pro	CAU	His	CGA	Arg	U
	CUC	Leu	CCC	Pro	CAC	His	CGC	Arg	C
	CUA	Leu	CCA	Pro	CAA	Gln	CGA	Arg	A
	CUG	Leu	CCG	Pro	CAG	Gln	CGC	Arg	G
A	AUU	Ile	ACU	Thr	AAU	Asn	AGU	Ser	U
	AUC	Ile	ACC	Thr	AAC	Asn	AGC	Ser	C
	AUA	Ile	ACA	Thr	AAA	Lys	AGA	Arg	A
	AUG	Met	ACG	Thr	AAG	Lys	AGC	Arg	G
G	GUU	Val	GCU	Ala	GAU	Asp	GGU	Gly	U
	GUC	Val	GCC	Ala	GAC	Asp	GGC	Gly	C
	GUA	Val	GCA	Ala	GAA	Glu	GGA	Gly	A
	GUG	Val	GCG	Ala	GAG	Glu	GGG	Gly	G

附表1.2　常用核酸蛋白换算数据

（1）质量换算：
1 μg = 10^{-6} g　　　1 pg = 10^{-12} g
1 ng = 10^{-9} g　　　1 fg = 10^{-15} g
（2）分光光度换算：
1.0 $A_{260,dsDNA}$ = 50 mg/L
1.0 $A_{260,ssDNA}$ = 30 mg/L
1.0 $A_{260,ssRNA}$ = 40 mg/L
（3）DNA摩尔换算：
1 μg 100 bp DNA = 1.52 pmol = 3.03 pmol 末端
1 μg pBR 322 DNA = 0.36 pmol
1 pmol 1 000 bp DNA = 0.66 μg
1 pmol pBR 322 = 2.8 μg
1 kb 双链 DNA（钠盐）= 6.6 × 10^5 Da
1 kb 单链 DNA（钠盐）= 3.3 × 10^5 Da
1 kb 单链 RNA（钠盐）= 3.4 × 10^5 Da
（4）蛋白摩尔换算：
100 pmol 100 000 MW 蛋白质 = 10 μg
100 pmol 50 000 MW 蛋白质 = 5 μg
100 pmol 10 000 MW 蛋白质 = 1 μg
（MW：molecular weight，分子量）
氨基酸的平均分子量 = 126.7 Da
（5）蛋白质/DNA换算：
1 kb DNA = 333 个氨基酸编码容量 = 3.7 × 10^4 MW 蛋白质
10 000 MW 蛋白质 = 270 bp DNA
30 000 MW 蛋白质 = 810 bp DNA
50 000 MW 蛋白质 = 1.35 kb DNA
100 000 MW 蛋白质 = 2.7 kb DNA

附表1.3　常用蛋白质分子量标准参照物

高分子量标准参照		中分子量标准参照		低分子量标准参照	
蛋白质	分子量/kD	蛋白质	分子量/kD	蛋白质	分子量/kD
肌球蛋白	212 000	磷酸化酶B	97 400	碳酸酐酶	31 000
β-半乳糖甘酶B	116 000	牛血清白蛋白	66 200	大豆胰蛋白酶抑制剂	21 500

（续上表）

高分子量标准参照		中分子量标准参照		低分子量标准参照	
蛋白质	分子量/kD	蛋白质	分子量/kD	蛋白质	分子量/kD
磷酸化酶B	97 400	谷氨酶脱氢酶	55 000	马心肌球蛋白	16 900
牛血清白蛋白	66 200	卵白蛋白	42 700	溶菌酶	14 400
过氧化氢酶	57 000	醛缩酶	40 000	肌球蛋白（F1）	8 100
醛缩酶	40 000	碳酸酐酶	31 000	肌球蛋白（F2）	6 200
		大豆胰蛋白酶抑制剂	21 500	肌球蛋白（F3）	2 500
		溶菌酶	14 400		

附录二　分子克隆中常用缓冲液与试剂的配制

1. Tris 缓冲液

将 121 g 的 Tris 碱溶解于约 0.9 L 水中，再根据所要求的 pH（25 ℃下）加一定量的浓盐酸，用水调整终体积至 1 L。

附表 2.1　Tris 缓冲液不同 pH 下的浓盐酸用量

pH	浓盐酸的体积/mL
9.0	8.6
8.8	14.0
8.6	21.0
8.4	28.5
8.2	38.0
8.0	46.0
7.8	56.0
7.6	66.0
7.4	71.3
7.2	76.0

2. 磷酸缓冲液

附表 2.2　25 ℃下 0.1 mol/L 磷酸钾缓冲液的配制成分 *

pH	1 mol/L K_2HPO_4 的体积/mL	1 mol/L KH_2PO_4 的体积/mL
5.8	8.5	91.5
6.0	13.2	86.8
6.2	19.2	80.8
6.4	27.8	72.2
6.6	38.1	61.9
6.8	49.7	50.3
7.0	61.5	38.5
7.2	71.7	28.3
7.4	80.2	19.8
7.6	86.6	13.4
7.8	90.8	9.2
8.0	94.0	6.2

附表 2.3　25 ℃下 0.1 mol/L 磷酸钠缓冲液的配制成分 **

pH	1 mol/L Na_2HPO_4 的体积/mL	1 mol/L NaH_2PO_4 的体积/mL
5.8	7.9	92.1
6.0	12.0	88.0
6.2	17.8	82.2
6.4	25.5	74.5
6.6	35.2	64.8
6.8	46.3	53.7
7.0	57.7	42.3
7.2	68.4	31.6
7.4	77.4	22.6
7.6	84.5	15.5
7.8	89.6	10.4
8.0	93.2	6.8

*、**：用蒸馏水将混合的两种 1 mol/L 贮存液稀释至 1 000 mL，根据 Henderson-Hasselbalch 方程计算其 pH：pH = pK' + lg([质子·受体]/[质子·供体])，式中：pK' = 6.86（25 ℃）。

3. 电泳缓冲液和上样缓冲液

附表2.4　常用的电泳缓冲液成分

缓冲液	使用液	浓贮存液（每升）
Tris-乙酸（TAE）	1×：0.04 mol/L Tris-乙酸 0.001 mol/L EDTA	50×：242 g Tris 碱 57.1 mL 冰乙酸 100 mL 0.5 mol/L EDTA（pH 8.0）
Tris-磷酸（TPE）	1×：0.09 mol/L Tris-磷酸 0.002 mol/L EDTA	10×：108 g Tris 碱 15.5 mL 85% 磷酸（1.679 g/mL） 40 mL 0.5 mol/L EDTA（pH 8.0）
Tris-硼酸（TBE）[a]	0.5×：0.045 mol/L Tris-硼酸 0.001 mol/L EDTA	5×：54 g Tris 碱 27.5 g 硼酸 20 mL 0.5 mol/L EDTA（pH 8.0）
碱性缓冲液[b]	1×：50 mmol/L NaOH 1 mmol/L EDTA	1×：5 mL 10 mol/L NaOH 2 mL 0.5 mol/L EDTA（pH 8.0）
Tris-甘氨酸[c]	1×：25 mmol/L Tris 250 mmol/L 甘氨酸 0.1% SDS	5×：15.1 g Tris 碱 94 g 甘氨酸（电泳级）（pH 8.3） 50 mL 10% SDS（电泳级）

注：a. TBE 溶液长时间存放后会形成沉淀物，为避免这一问题，可在室温下用玻璃瓶保存 5× 溶液，出现沉淀后则予以废弃。

以往都以 1×TBE 作为使用液（即1:5稀释浓贮液）进行琼脂糖凝胶电泳。但 0.5× 的使用液已具备足够的缓冲容量。目前几乎所有的琼脂糖凝胶电泳都以1:10稀释的贮存液作为使用液。

进行聚丙烯酰胺凝胶垂直槽的缓冲液槽较小，故通过缓冲液的电流量通常较大，需要使用 1×TBE 以提供足够的缓冲容量。

b. 碱性电泳缓冲液应现用现配。

c. Tris-甘氨酸缓冲液用 SDS-聚丙烯酰胺凝胶电泳。

附表2.5　10×MOPS 缓冲液成分

成分	用量	配制
MOPS	41.8 g	DEPC 水 700 mL 先溶，最后用 DEPC 水定容至 1 L
1 mol/L 乙酸钠	20 mL	
0.5 mol/L EDTA（pH 8.0）	20 mL	

注：1 mol/L 乙酸钠和 0.5 mol/L EDTA 配制需要用 DEPC 处理过的灭菌水。

附表2.6 10×转移缓冲液（无甲醇）成分

成　　分	用　　量/g	配　　制
Tris	30.25	去离子水定容至1 L，pH 8.3
甘氨酸	144.00	

附表2.7 1×转移缓冲液成分

成　　分	用　　量/mL	配　　制
10×转移缓冲液	100	去离子水定容至1 L
甲醇	200	

附表2.8 6×凝胶加样缓冲液成分

缓冲液类型	6×缓冲液	贮存温度
Ⅰ	0.25%溴酚蓝 0.25%二甲苯青FF 40%（W/V）蔗糖水溶液	4 ℃
Ⅱ	0.25 溴酚蓝 0.25%二甲苯青FF 15%聚蔗糖（Ficoll 400）	室温
Ⅲ	0.25%溴酚蓝 0.25%二甲苯青FF 30%甘油水溶液	4 ℃
Ⅳ	0.25%溴酚蓝 40%（W/V）蔗糖水溶液	4 ℃

附表2.9 2×SDS凝胶加样缓冲液成分

100 mmol/L Tris-HCl（pH 6.8）
200 mmol/L 二硫苏糖醇（DTT）
4% SDS（电泳级）
0.2%溴酚蓝
20%甘油

不含二硫苏糖醇（DTT）的2×SDS凝胶加样缓冲液可保存于室温，应在临用前取 1 mol/L DTT 贮存液现加于上述缓冲液中。DTT 和含 DTT 的溶液不能高压处理，过滤除菌，保存于 -20 ℃ 下。

附表 2.10　碱性加样缓冲液

成分及浓度	条　件
300 mmol/L NaOH 6 mmol/L EDTA 18% 聚蔗糖（Ficoll 400） 0.15% 溴甲酚绿、0.25% 二甲苯青 FF	4 ℃

使用以上凝胶加样缓冲液的目的有三：增大样品密度；确保 DNA 均匀进入样品孔内；使样品呈现颜色，从而使加样操作更为便利，含有在电块中能以可预知的速率向阳极泳动的染料。溴酚蓝在琼脂糖中移动的速率约为二甲苯青 FF 的 2.2 倍，而与琼脂糖浓度无关。以 0.5×TBF 作电泳液时，溴酚蓝在琼脂糖中的泳动速率约与长 300 bp 的双链线状 DNA 相同，而二甲苯青 FF 的泳动速率则与长 4 kb 的双链线状 DNA 相同。在琼脂糖浓度为 0.5%～1.4% 的范围内，这些对应关系受凝胶浓度变化的影响并不显著。

附表 2.11　琼脂糖凝胶浓度与线性 DNA 分辨范围

凝胶浓度/%	线性 DNA 长度/bp
0.5	1 000～30 000
0.7	800～12 000
1.0	500～10 000
1.2	400～7 000
1.5	200～3 000
2.0	50～2 000

附表 2.12　染料贮液

染料贮液	配　制
1% 溴酚蓝	1 g 水溶性钠型溴酚蓝于 100 mL 水中，搅拌混匀至溶解
1% 二甲苯青 FF	溶解 1 g 二甲苯青 FF 于足量水中，定容到 100 mL
10 g/L 溴化乙锭 EB	小心称取 1 g 溴化乙锭，转移到广口瓶中，加 100 mL 水，用磁力搅拌器搅拌直到完全溶解。用铝箔包裹装液管，于 4 ℃ 贮存

附表2.13 染料在变性聚丙烯酰胺凝胶中的迁移速度

凝胶浓度/%	溴酚蓝/bp	二甲苯青 FF/bp
5.0	35	140
6.0	26	106
8.0	19	75
10.0	12	55
20.0	8	28

附表2.14 染料在非变性聚丙烯酰胺凝胶中的迁移速度

凝胶浓度/%	溴酚蓝/bp	二甲苯青 FF/bp
3.5	100	460
5.0	65	260
8.0	45	160
12.0	20	70
15.0	15	50
20.0	12	45

附表2.15 考马斯亮蓝溶液成分

成 分	用 量	配 制
考马斯亮蓝 G-25	100 mg	先加乙醇,溶解后方可加入磷酸定容至1 L,沉淀 >12 h,一号滤纸过滤,避光,室温,1个月内使用
95% 乙醇	50 mL	
85% 磷酸	100 mL	

附表2.16 凝胶染色液、脱色液成分

成 分	用 量	配 制
凝胶染色液:		
考马斯亮蓝 R-250	0.5 g	溶解后加入 900 mL ddH$_2$O,200 mL 冰醋酸
甲醇	900 mL	
凝胶脱色液:		
甲醇:ddH$_2$O:冰醋酸	10:27:3	

4. 其他常用缓冲液

附表 2.17　10×标准 DNA 连接酶缓冲液成分

成分及终浓度	配制 10 mL 溶液各成分的用量
0.5 mol/L Tris-HCl	5 mL 1 mol/L 贮液
100 mmol/L MgCl$_2$	1 mL 1 mol/L 贮液
100 mmol/L DTT	1 mL 1 mol/L 贮液
2 mmol/L ATP	200 μL 100 mmol/L 贮液
5 mmol/L 盐酸亚精胺（可选）	50 μL 1 mmol/L 贮液
0.5 mg/mL BSA（组分 V）（可选）	0.5 mL 10 mg/mL 贮液
水	2.25 mL

注：将配制好的缓冲液分装成小份，贮存于 −20 ℃。

附表 2.18　10 mmol/L dNTP 混合液成分

成分及终浓度	配制 20 μL 溶液各成分的用量
10 mmol/L dATP	2 μL 100 mmol/L dATP 贮液
10 mmol/L dCTP	2 μL 100 mmol/L dCTP 贮液
10 mmol/L dGTP	2 μL 100 mmol/L dGTP 贮液
10 mmol/L dTTP	2 μL 100 mmol/L dTTP 贮液
水	12 μL

附表 2.19　TE（用于悬浮和贮存 DNA）成分

成分及终浓度	配制 100 mL 溶液各成分的用量
10 mmol/L Tris-HCl	1 mL 1 mol/L Tris-HCl（pH 7.4～8.0，25 ℃）
1 mmol/L EDTA	200 μL 0.5 mol/L EDTA（pH 8.0）
水	98.8 mL

附表2.20 1×PBS（磷酸盐缓冲液）成分

成　　分	用　　量	配　　制
ddH_2O	800 mL	在800 mL ddH_2O 中加入8.0 g NaCl、0.2 g KCl、1.44 g $Na_2HPO_4 \cdot 2H_2O$、0.24 g KH_2PO_4、1.37 g Na_2HPO_4，溶解后再加入HCl或NaOH调pH至7.4，加入ddH_2O定容至1 L，高温下灭菌20 min，于室温下保存
NaCl	8.00 g	
KCl	0.20 g	
$Na_2HPO_4 \cdot 2H_2O$	1.44 g	
KH_2PO_4	0.24 g	
Na_2HPO_4	1.37 g	

附表2.21 1×TBS（Tris盐缓冲液）成分

成　　分	用　　量	配　　制
NaCl	8.0 g	先用800 mL蒸馏水溶解，再用HCl调pH至7.4，用蒸馏水定容至1 L，分装后，高压下蒸汽灭菌20 min，于室温下保存，有效期1个月
KCl	0.2 g	
Tris	3.0 g	
酚	0.015 g	

此外，还有以下两种缓冲液。

TBS-T：含0.1%或0.05% Tween-20的1×TBS。

封闭缓冲液：含5.0%脱脂奶粉的1×TBS-T，可加入0.5%的叠氮钠防腐（但会影响化学发光）。

附表2.22 组织裂解液成分

成　　分	浓　　度	条　　件
Tris-HCl	50 mmol/L	pH 7.4
NP-40	1%	
脱氧胆酸钠	0.25%	
NaCl	150 mmol/L	
EDTA	1 mmol/L	
aprotinin	1 mg/L	
Na_3VO_4	1 mmol/L	
PMSF 用前加	1 mmol/L	

附表2.23 2×HEPES 缓冲盐溶液成分

成　　分	用　量/g	配　　制
NaCl	1.600	先用90 mL的蒸馏水溶解，再用0.5 mol/L NaOH 调节 pH 至7.05，蒸馏水定容至100 mL。用0.22 μm 滤器过滤除菌，分装成5 mL 小份，贮存于 −20 ℃下
KCl	0.074	
$Na_2HPO_4 \cdot 2H_2O$	0.027	
HEPES	1.000	
葡聚糖	0.200	

附表2.24 2×BES 缓冲盐溶液成分

成　　分	用　量/g	配　　制
NaCl	1.600	先用90 mL的蒸馏水溶解，再用HCl 调节pH 至6.96，蒸馏水定容至100 mL。用0.22 μm 滤器过滤除菌，分装成小份，贮存于 −20 ℃下
BES	1.070	
$Na_2HPO_4 \cdot 2H_2O$	0.027	

附表2.25 20×SSC 缓冲盐溶液成分

成　　分	用　量/g	配　　制
NaCl	175.3	先用800 mL 水溶解，加入数滴10 mol/L NaOH 溶液调节 pH 至7.0，加水定容至1 L，分装后高压灭菌
柠檬酸钠	88.2	

附表2.26 20×SSPE 缓冲盐溶液成分

成　　分	用　量/g	配　　制
NaCl	17.5	先用800 mL 水溶解，再用NaOH 溶液调节 pH 至7.4（约需6.5 mL 10 mL/L NaOH），加水定容至1 L，分装后高压灭菌
$NaH_2PO_4 \cdot H_2O$	27.6	
EDTA	7.4	

附录三 常用贮存液的配制

附表3.1 常用贮存液的配制

溶　液	配制方法	说　明
30%丙烯酰胺溶液	将29 g丙烯酰胺和1 g N,N′-亚甲双丙烯酰胺溶于总体积为60 mL的水中。加热至37 ℃溶解之,补加水至终体积为100 mL。用Nalgene滤器(0.45 μm孔径)过滤除菌,查证该溶液的pH应不大于7.0,置棕色瓶中保存于室温	丙烯酰胺具有很强的神经毒性并可以通过皮肤吸收,其作用具累积性。称量丙烯酰胺和亚甲双丙烯酰胺时应戴手套和面具。可认为聚丙烯酰胺无毒,但也应谨慎操作,因为它可能会含有少量未聚合材料。 一些价格较低的丙烯酰胺和N,N′-亚甲双丙烯酰胺通常含有一些金属离子,在丙烯酰胺贮存液中加入大约0.2倍体积的单床混合树脂(MB-1Mallinckrodt),搅拌过夜,然后用Whatman 1号滤纸过滤以纯化之。 在贮存期间,丙烯酰胺和N,N′-亚甲双丙烯酰胺会缓慢转化成丙烯酸和双丙烯酸
放线菌素D溶液	把20 mg放线菌素D溶解于4 mL无水乙醇中,1:10稀释贮存液,用无水乙醇作空白对照读取OD_{440}值。放线菌素D(相对分子质量为1 255)纯品在水溶液中的摩尔消化系数为21 900,故而1 g/L的放线菌素D溶液在440 nm处的吸光值为0.182,放线菌素D的贮存液应放在包有箔片的试管中,保存于-20 ℃下	放线菌素D是致畸剂和致癌剂,配制该溶液时必须戴手套并在通风橱内操作,而不能在开放在实验桌面上进行,谨防吸入药粉或让眼睛或皮肤接触到。 药厂提供的作治疗用途的放线菌素D制品常含有糖或盐等添加剂。只要通过测量贮存液在440 nm波长处的光吸收确定放线菌素D的浓度,这类制品便可用于抑制自身引导作用

（续上表）

溶 液	配制方法	说 明
20.1 mol/L 腺苷三磷酸（ATP）溶液	在 0.8 mL 水中溶解 60 mg ATP，用 0.1 mol/L NaOH 调 pH 至 7.0，用蒸馏水定容 1 mL，分装成小份保存于 −70 ℃下	—
10 mol/L 乙酸酰溶液	把 770 g 乙酸酰溶解于 800 mL 水中，加水定容至 1 L 后过滤除菌	—
10% 过硫酸铵溶液	把 1 g 过硫酸铵溶解于终量为 10 mL 的水溶液中，该溶液可在 4 ℃下保存数周	—
BCIP 溶液	把 0.5 g 的 5 − 溴 − 4 − 氯 − 3 − 吲哚磷酸二钠盐（BCIP）溶解于 10 mL 100% 的二甲基甲酰胺中，保存于 4 ℃下	—
1 mol/L $CaCl_2$ 溶液	在 200 mL 蒸馏水中溶解 54 g $CaCl_2 \cdot 6H_2O$，用 0.22 μm 滤器过滤除菌，分装成 10 mL 小份贮存于 −20 ℃下	制备感受态细胞时，取出一小份解冻并用蒸馏水稀释至 100 mL，用 Nalgene 滤器（0.45 μm 孔径）过滤除菌，然后骤冷至 0 ℃
2 mol/L $CaCl_2$ 溶液	在 20 mL 蒸馏水中溶解 13.5 g $CaCl_2 \cdot 6H_2O$，用 0.22 μm 滤器过滤除菌，分装成 1 mL 小份贮存于 −20 ℃下	—
1 mol/L 二硫苏糖醇（DTT）溶液	用 20 mL 0.01 mol/L 乙酸钠溶液（pH 5.2）溶解 3.09 g DTT，过滤除菌后分装成 1 mL 小份贮存于 −20 ℃下	DTT 或含有 DTT 的溶液不能进行高压处理
0.5 mol/L EDTA（pH 8.0）溶液	在 800 mL 水中加入 186.1 g 二水乙二胺四乙酸二钠（EDTA-$Na_2 \cdot 2H_2O$），在磁力搅拌器上剧烈搅拌，用 NaOH 调节溶液的 pH 至 8.0（约需 20 g NaOH 颗粒）然后定容至 1 L，分装后高压灭菌备用	EDTA 二钠盐需加入 NaOH 将溶液的 pH 调至接近 8.0，才能完全溶解

(续上表)

溶 液	配制方法	说 明
溴化乙锭（10 g/L 溶液）	在 100 mL 水中加入 1 g 溴化乙锭，磁力搅拌数小时以确保其完全溶解，然后用铝箔包裹容器或转移至棕色瓶中，保存于室温	注意：溴化乙锭是强诱变剂并有中度毒性，使用含有这种染料的溶液时务必戴上手套，称量染料时要戴面罩
IPTG 溶液	IPTG 为异丙基硫代-β-D-半乳糖苷（相对分子质量为 238.3），在 8 mL 蒸馏水中溶解 2 g IPTG 后，用蒸馏水定容至 10 mL，用 0.22 μm 滤器过滤除菌，分装成 1 mL 小份贮存于 -20 ℃	—
1 mol/L 乙酸镁溶液	在 800 mL 水中溶解 214.46 g 四水乙酸镁，用水定容至 1 L，过滤除菌	—
1 mol/L $MgCl_2$ 溶液	在 800 mL 水中溶解 203.4 g $MgCl_2 \cdot 6H_2O$，用水定容至 1 L，分装成小份并高压灭菌备用	$MgCl_2$ 极易潮解，应选购小瓶（如 100 g）试剂，启用新瓶后勿长期存放
β-巯基乙醇（BME）溶液	一般得到的是 14.4 mol/L 溶液，应装在棕色瓶中保存于 4 ℃ 下	BME 或含有 BME 的溶液不能高压处理
NBT 溶液	把 0.5 g 氯化氮蓝四唑溶解于 10 mL 70% 的二甲基甲酰胺中，保存于 4 ℃ 下	—
酚-氯仿溶液	把酚和氯仿等体积混合后，用 0.1 mol/L Tris-HCl（pH 7.6）抽提几次以平衡这一混合物，置于棕色玻璃瓶中，上面覆盖等体积的 0.01 mol/L Tris-HCl（pH 7.6）液层，保存于 4 ℃ 下	酚腐蚀性很强，并可引起严重灼伤，操作时应戴手套及防护镜，穿防护服。所有操作均应在化学通风橱中进行。与酚接触过的部位、皮肤应用大量的水清洗，并用肥皂和水洗涤，忌用乙醇

（续上表）

溶　　液	配制方法	说　　明
10 mmol/L 苯甲基磺酰氟（PMSF）	用异丙醇溶解 PMSF 成 1.74 g/L（10 mmol/L），分装成小份，贮存于 -20 ℃。如有必要可配成质量浓度高达 17.4 g/L 的贮存液（100 mmol/L）	PMSF 严重损害呼吸道黏膜、眼睛及皮肤，吸入、吞进或通过皮肤吸收后有致命危险。一旦眼睛或皮肤接触了 PMSF，应立即用大量水冲洗。凡被 PMSF 污染的衣物应予丢弃。PMSF 在水溶液中不稳定，应在使用前从贮存液中现用现加于裂解缓冲液中。PMSF 在水溶液中的活性丧失速率随 pH 的升高而加快，且 25 ℃ 的失活速率高于 4 ℃。pH 为 8.0 时，20 μmol/L PMSF 水溶液的半寿期大约为 85 min，这表明将 PMSF 溶液调节为碱性（pH > 8.6）并在室温放置数小时后，可安全地丢弃
X-gal 溶液	X-gal 为 5-溴-4-氯-3-吲哚-β-D 半乳糖苷。用二甲基酰胺溶解 X-gal 配制成的 20 g/L 的贮存液，保存于一玻璃管或聚丙烯管中，装有 X-gal 溶液的试管须用铝箔封裹以防因受光照而被破坏，并应贮存于 -20 ℃ 下。X-gal 溶液无须过滤除菌	—
1 mol/L 乙酸钾（pH 7.5）溶液	将 9.82 g 乙酸钾溶解于 90 mL 纯水中，用 2 mol/L 乙酸调节 pH 至 7.5 后加入纯水定容到 1 L，保存于 -20 ℃ 下	—
乙酸钾溶液（用于碱裂解）	在 60 mL 5 mol/L 乙酸钾溶液中加入 11.5 mL 冰乙酸和 28.5 mL 水，即成钾浓度为 3 mol/L 而乙酸根浓度为 5 mol/L 的溶液	—

（续上表）

溶　液	配制方法	说　明
3 mol/L 乙酸钠（pH 5.2 和 pH 7.0）溶液	在 80 mL 水中溶解 408.1 g 三水乙酸钠，用冰乙酸调节 pH 至 5.2 或用稀乙酸调节 pH 至 7.0，加水定容到 1 L，分装后高压灭菌	—
5 mol/L NaCl 溶液	在 800 mL 水中溶解 292.2 g NaCl，加水定容至 1 L，分装后高压灭菌	—
10% 十二烷基硫酸钠（SDS）溶液	在 900 mL 水中溶解 100 g 电泳级 SDS，加热至 68 ℃助溶，加入几滴浓盐酸调节溶液的 pH 至 7.2，加水定容至 1 L，分装备用	SDS 的微细晶粒易扩散，因此称量时要戴面罩，称量完毕后要清除残留在称量工作区和天平上的 SDS，10% SDS 溶液无须灭菌
100% 三氯乙酸溶液	在装有 500 g TCA（三氯乙酸）的瓶中加入 227 mL 水，形成的溶液含有 100%（M/V）TCA	—
DEPC（焦碳酸二乙酯）处理水	加 100 μL DEPC 于 100 mL 水中，使 DEPC 的体积分数为 0.1%。在 37 ℃温浴至少 12 h，然后在 15 psi 条件下高压灭菌 20 min，以使残余的 DEPC 失活。DEPC 会与胺起反应，不可用 DEPC 处理 Tris 缓冲液	—

现代药学生物技术综合实验教程

附录四 常用酶的配制

1. 溶菌酶

溶菌酶用水配制成 50 g/L 的溶菌酶溶液,分装成小份并保存于 -20 ℃下。每一小份一经使用便予丢弃。

2. 蛋白水解酶类

附表 4.1 蛋白水解酶类

	贮存液	贮存温度	反应浓度	反应缓冲液	温　　度	预处理
链霉蛋白酶[a]	20 g/L（溶于水）	-20 ℃	1 g/L	0.01 mol/L Tris（pH 7.8） 0.01 mol/L EDTA 0.5% SDS	37 ℃	自消化[b]
蛋白酶 K[c]	20 g/L（溶于水）	-20 ℃	50 mg/L	0.01 mol/L Tris（pH 7.8） 0.005 mol/L EDTA 0.5% SDS	37～56 ℃	无须预处理

注：a: 链霉蛋白酶是从链球菌（Streptomyces griseus）中分离到的一种丝氨酸酶和酸性蛋白酶的混合物。

b: 自消化可消除 DNA 酶和 RNA 酶的污染,经自消化的链霉蛋白酶的配制方法如下：把该酶的粉末溶解于 10 mmol/L Tris-HCl（pH 7.5）、10 mmol/L NaCl 中,配成 20 g/L 浓度,于 37 ℃温育 1 h。经消化的链霉蛋白酶分装成小份放在密封试管中,保存于 -20 ℃下。

c: 蛋白酶 K 是一种枯草蛋白酶类的高活性蛋白酶,从林伯氏白色念球菌（Tritirachium album Limber）中纯化得到。该酶有两个 Ca^{2+} 结合位点,它们离酶的活性中心有一定的距离,与催化机理并无直接关系。然而,如果从该酶中除去 Ca^{2+},由于出现远程的结构变化,催化活性将丧失 80% 左右,但其剩余活性通常已足以降解在一般情况下污染酸制品的蛋白质。所以,蛋白酶 K 消化过程中通常加入 EDTA（以抑制依赖于 Mg^{2+} 的核酸酶的作用）。但是,如果要消化对蛋白酶 K 具有较强耐性的蛋白,如角蛋白一类,则可能需要使用含有 1 mmol/L Ca^{2+} 而不含 EDTA 的缓冲液。在消化完毕、纯化核酸前要加入 EGT（pH 8.0）至终浓度为 2 mmol/L,以螯合 Ca^{2+}。

3. 无 DNA 酶的 RNA 酶

将胰 RNA 酶（RNA 酶 A）溶于 10 mmol/L Tris-HCl（pH 7.5）、15 mmol/L NaCl 中，配成 10 g/L 的浓度，于 100 ℃加热 15 min，缓慢冷却至室温，分装成小份保存于 -20 ℃下。

市售的 RNaseA 是从牛胰中提取的，其中混杂有少量的 DNA 酶，使用前必须经过处理。由于 RNaseA 很耐热而 DNA 酶不耐热，所以可以通过加热处理使 DNA 酶失活，而 RNaseA 酶的活力会在缓慢的冷却过程中得到恢复。

具体方法如下：称取一定量的酶干粉溶于灭菌的 15 mmol/L NaCl、10 mmol/L Tris-Cl（pH 7.5）溶液中（也可溶于无菌水中），使终质量浓度成为 5 g/L 或 10 g/L。将大烧杯（1 000 mL 或 2 000 mL）中的水煮沸后，将装有 RNaseA 溶液的管子放入，保持微沸状态 5～15 min，撤去火后任其自然冷却。注意：煮沸后切不可急于将管子取出，这是因为在热处理过程中 RNaseA 已经变性，但在以后的缓慢冷却过程中会恢复活性，若取出骤冷，RNaseA 就不可能很好地复性而使酶活性剧降。选用较大的烧杯是为了增大热容、达到缓慢冷却的目的。处理完毕的酶可分装小管，于 -20 ℃保存，使用时也要防止反复冻融引起酶活性损失。

处理 DNA 样品时，RNaseA 的终质量浓度可用 20～200 mg/L，经常用 20～50 mg/L。一般不主张配制 RNA 酶的稀释液，因为稀释液中蛋白质的浓度极低，即使在 4 ℃冰箱中酶活性也仅能维持几个小时。处理 DNA 样品时，可在 65 ℃下保温 30 min。

RNA 酶的处理效果可通过电泳来观察，如未经处理的质粒 DNA 电泳时，可见溴酚蓝前面有一块亮红色，甚至质粒 DNA 条带会因 EB 分子完全被 RNA 吸附而不能显色。处理过的样品电泳时，能见到清晰的 DNA 条带，只是溴酚蓝前方有一条较暗且较宽的红色条带，可能是形成稳定的二级结构而不能被酶解的部分。

附录五 细菌培养基、抗生素的配制

1. 常用培养基

（1）LB 培养基。

附表 5.1　LB 培养基配制成分

成　　分	用　　量/g
蛋白胨	10
酵母提取物	5
氯化钠	10

各组分按表配制，如果需要，用 1 mol/L NaOH 调整 pH 至 7.0，再用水补足至 1 L。注意：琼脂平板需添加琼脂粉 12 g/L，上层琼脂平板需添加琼脂粉 7 g/L。

（2）SOB 培养基。

附表 5.2　SOB 培养基配制成分

成　　分	用　　量
蛋白胨	20.0 g
酵母提取物	5.0 g
氯化钠	0.5 g
1 mol/L 氯化钾	2.5 mL

各组分按表配制，用水补足体积至 1 L。分成 100 mL 的小份，高压灭菌。培养基冷却到室温后，再在每 100 mL 的小份中加 1 mL 灭过菌的 1 mol/L 氯化镁。

（3）SOC 培养基。

成分、方法同 SOB 培养基的配制，只是在培养基冷却到室温后，除了在每

100 mL 的小份中加 1 mL 灭过菌的 1 mol/L 氯化镁外，再加 2 mL 灭菌的 1 mol/L 葡萄糖（18 g 葡萄糖溶于足够的水中，再用水补足至 100 mL，用 0.22 μm 的滤膜过滤除菌）。

（4）TB 培养基。

附表 5.3 TB 培养基成分

成　　分	用　　量
蛋白胨	12 g
酵母提取物	24 g
甘油	4 mL

各组分溶解后高压灭菌。冷却到 60 ℃，再加 100 mL 灭菌的 170 mmol/L KH_2PO_4/0.72 mol/L K_2HPO_4 的溶液（2.31 g 的 KH_2PO_4 和 12.54 g K_2HPO_4 溶在足量的水中，使终体积为 100 mL。高压灭菌或用 0.22 μm 的滤膜过滤除菌）。

（5）2×YT 培养基。

附表 5.4 2×YT 培养基配制成分

成　　分	用　　量
蛋白胨	16 g
酵母提取物	10 g
氯化钠	4 mL

各组分按表配制，如果需要，用 1 mol/L NaOH 调整 pH 至 7.0，再用水补足至 1 L。注意：琼脂平板需添加琼脂粉 12 g/L，上层琼脂平板需添加琼脂粉 7 g/L。

（6）YPD 培养基。

附表 5.5 2×YPD 培养基配制成分

成　　分	用　　量/g
蛋白胨	20
酵母提取物	10
葡萄糖	20

各组分按表配制,用水补足体积到 1 L,高压灭菌。建议在高压灭菌之前,对色氨酸营养缺陷型培养基每升添加 1.6 g 色氨酸,因为 YPD 培养基是色氨酸限制型培养基。为了配制平板,需要在高压灭菌前加入 20 g 琼脂粉。

2. 常用抗生素溶液

附表 5.6　常用抗生素溶液的配制

抗生素	贮存液[a]		工作浓度			
	质量浓度 /(g·L^{-1})	保存条件 /℃	严紧型质粒		松弛型质粒	
			质量浓度 /(g·L^{-1})	体积分数 /(mL·L^{-1})	质量浓度 /(g·L^{-1})	体积分数 /(mL·L^{-1})
氨苄青霉素	50（溶于水）	-20	20	0.4	60	1.2
羧苄青霉素	50（溶于水）	-20	20	0.4	60	1.2
氯霉素	34（溶于乙醇）	-20	25	0.7	170	5.0
卡那霉素	10（溶于水）	-20	10	1.0	50	5.0
链霉素	10（溶于水）	-20	10	1.0	50	5.0
四环素[b]	5（溶于乙醇）	-20	10	2.0	50	10.0

注:a. 以水为溶剂的抗生素贮存液通过 0.22 μm 滤器过滤除菌。以乙醇为溶剂的抗生素溶液无须除菌处理。所有抗生素溶液均应放于不透光的容器中保存。

b. 镁离子是四环素的拮抗剂,四环素抗性菌的筛选应使用不含镁盐的培养基（如 LB 培养基）。

附录六 溴化乙锭（EB）的净化处理

EB 是分子生物学实验中经常要接触的致癌性物质。EB 本身是一种强诱变剂，有中度毒性，易挥发，危害较大。在涉及 EB 的操作中，务必戴上手套，实验完毕，严禁随便丢弃，需进行净化处理。处理的方法常有以下几种。

1. EB 浓溶液（即质量浓度 >0.5 g/L）的净化处理

用沙门氏菌-微粒体测定法处理。
（1）加入足量的水使 EB 的浓度降低至 0.5 g/L 以下。
（2）加入 1 倍体积的 0.5 mol/L $KMnO_4$，小心混合后再加入 1 倍体积的 2.5 mol/L HCl，小心混匀，于室温下放置数小时。
（3）加入 1 倍体积的 2.5 mol/L NaOH，小心混合后可丢弃该溶液。

经本方法处理后，EB 的诱变活性降低至原来的 1/3 000 左右。但也有报道称，在用净化溶液处理的空白样品中，偶尔有一些仍具有诱变活性。

2. EB 稀溶液（如含有 0.5 mg/L EB 的电泳缓冲液）的净化处理

方法一：
（1）每 100 mL 溶液中加入 2.9 g Amberlite XAD-16，这是一种非离子型多聚吸附剂，可向生产厂家购置。
（2）于室温下放置 12 h，不时摇动。
（3）用 Whatman 1 号滤纸过滤溶液，丢弃滤液。
（4）用塑料袋封装滤纸和 Amberlite 树脂，作为有害废物予以丢弃。

方法二：
（1）每 100 mL 溶液中加 100 mg 粉状活性炭。
（2）于室温下放置 1 h，不时摇动。
（3）用 Whatman 1 号滤纸过滤溶液，丢弃滤液。
（4）用塑料袋封装滤纸和活性炭。

注意：用次氯酸（漂白剂）处理 EB 稀释液并不可取；EB 在 262 ℃下分解，在标准条件下进行焚化后不可能再有危害性；Amberlite XAD-16 或活性炭可用于净化被 EB 污染的物体表面。

3. 其他处理方法

由于 EB 是一种诱变剂,直接倒入水槽或扔进垃圾箱可能会带来危害。应该根据实际情况处理。

(1) 电泳胶。电泳胶里痕量的 EB 没有危害,如果小于 0.1% 可以直接扔掉。而如果发红,即大于或等于 0.1% 时,应该放在生物焚烧柜中焚烧掉。

(2) EB 溶液。EB 溶液质量浓度 <10 mg/L 时可以直接倒入水槽。>10 mg/L 时应该用木炭过滤或用化学方法使其失活(推荐用木炭过滤的方法)。

溶液中还有重金属、氢化物、硫化物时应该按照危险垃圾处理。

化学中和方法如下:

1) 加等体积的漂白粉,搅拌 4 h,静置 4 天,用 NaOH 调 pH 至 4～9,倒入排水沟的同时用大量水冲。

2) 每 100 mL 加 5% 磷酸,加 12 mL 0.5 mol/L 的 $NaNO_3$,搅拌并静置 20 h,同上调 pH,倾倒。

(3) 操作用手套、设备等物品。操作用手套、设备等物品使用后应放在医用垃圾中焚烧,如污染严重则用漂白剂处理。

附录七　常用试剂的作用

1. 水饱和酚溶液去除蛋白质的原理

蛋白质是由氨基酸序列组成的，在水溶液中呈现复杂的折叠立体构象。氨基酸分为亲水性和疏水性两种。水溶液中的蛋白质分子内，疏水性氨基酸位于分子内侧，而亲水性氨基酸在分子外侧与水相接，整个蛋白质分子处于一种稳定状态。在酚的作用下，蛋白质变性，原来固有的立体构象被破坏。酚虽然为兼有亲水、疏水的两性有机物，但通常情况下呈现出疏水作用。所以变性蛋白质是暴露在外面的疏水性氨基酸被集中在酚相溶液一边，而亲水性的氨基酸还留在水相一侧，经过离心，蛋白质分子就集中在酚相与水相二层之间。而核酸因具有亲水性而继续留在水相中，此时，轻轻移动水相到另一容器中，则可以将核酸与蛋白质分离。

2. 溶液Ⅰ：溶菌液

溶菌酶：它是糖苷水解酶，能水解菌体细胞壁的主要化学成分肽聚中的 P-1,4 糖苷键，因而具有溶菌作用。

葡萄糖：增加溶液的黏度，防止 DNA 受机械剪切力作用而降解。

EDTA：螯合 Mg^{2+}、Ca^{2+} 金属离子，抑制脱氧核糖核酸酶对 DNA 的降解作用。EDTA 的存在，有利于溶菌酶的作用，因为溶菌酶的反应要求有较低的离子强度的环境。

3. 溶液Ⅱ：NaOH-SDS 液

NaOH：核酸在 pH 大于 5 且小于 9 的溶液中是稳定的，但当 pH 大于 12 或小于 3 时，就会引起双键之间氢键的解离而变性。在溶液Ⅱ中的 NaOH 浓度为 0.2 mol/L，加入抽提液时，该系统的 pH 就高达 12.6，因而促使染色体 DNA 与质粒 DNA 的变性。

SDS：SDS 是离子型表面活性剂。其主要功能有：①溶解细胞膜上的脂肪与蛋白，因而溶解膜蛋白而破坏细胞膜；②解聚细胞中的核蛋白；③SDS 能与蛋白质结合成蛋白质复合物，使蛋白质变性而沉淀下来。但是 SDS 能抑制核糖核酸酶的作用，所以在以后的提取过程中，必须把它去除干净，防止在下一步操作中（用 RNase 去除 RNA 时）受到干扰。

4. 溶液Ⅲ：3 mol/L NaAc（pH 4.8）溶液

NaAc 的水溶液呈碱性，为了调节 pH 至 4.8，必须加入大量的冰醋酸，所以该溶液实际上是 NaAc-HAc 的缓冲液。用 pH 4.8 的 NaAc 溶液是为了把 pH 12.6 的抽提液 pH 调回到中性，使变性的质粒 DNA 能够复性，并能稳定存在。而高盐的 3 mol/L NaAc 有利于变性的大分子染色体 DNA、RNA 以及 SDS－蛋白质复合物凝聚而沉淀之。前者因为中和核酸上的电荷、减少相斥力而互相聚合，后者是因为钠盐与 SDS－蛋白质复合物作用后，能形成溶解度较小的钠盐形式复合物，使沉淀更完全。

5. 无水乙醇沉淀 DNA 的原理

用无水乙醇沉淀 DNA，是实验中最常用的沉淀 DNA 的方法。乙醇的优点是低极性，可以以任意比例和水相混溶；乙醇与核酸不会起任何化学反应，对 DNA 很安全，因此是理想的沉淀剂。

DNA 溶液是以水合状态稳定存在的，当加入乙醇时，乙醇会夺去 DNA 周围的水分子，使 DNA 失水而易于聚合。一般实验中，是加 2 倍体积的无水乙醇与 DNA 相混合，其乙醇的最终含量占 67% 左右。也可改用 95% 乙醇来代替无水乙醇（因无水乙醇的价格远比 95% 乙醇昂贵）。但是加 95% 乙醇使总体积增大。而 DNA 在溶液中总有一定程度的溶解，因而 DNA 损失也增大，尤其用多次乙醇沉淀时，会影响收得率。折衷的做法是初次沉淀 DNA 时可用 95% 乙醇代替无水乙醇，最后的沉淀步骤要使用无水乙醇。

也可以用异丙醇选择性沉淀 DNA，一般在室温下放置 15～30 min 即可。

6. 乙醇沉淀 DNA 时，加 NaAc 或 NaCl 的作用

在 pH 为 8 左右的 DNA 溶液中，DNA 分子是带负电荷的，加一定浓度的 NaAc 或 NaCl，最终浓度达 0.10～0.25 mol/L，使 Na^+ 中和 DNA 分子上的负电荷，减少 DNA 分子之间的同性电荷相斥力，易于互相聚合而形成 DNA 钠盐沉淀。当加入的盐溶液浓度太低时，只有部分 DNA 形成 DNA 钠盐而聚合，这样就造成 DNA 沉淀不完全。当加入的盐溶液浓度太高时，其效果也不好，在沉淀的 DNA 中，过多的盐杂质存在，影响 DNA 的酶切等反应，必须进行洗涤或重沉淀。

7. 使用乙醇沉淀 DNA，降温保存的作用与方式

在低温条件下，分子运动大大减少，DNA 易于聚合而沉淀。为了使质粒 DNA

能充分沉淀，一般保存时间总是过长的，同时也要视样品的体积而异，在 Epeendorf 管子中的样品要比 40 mL 离心管中 DNA 样品的量少，冷却就较迅速。目前习惯上常采用如下几种办法：①保存在家用冰箱结冰盒内过夜。②保存在 -20 ℃ 冰箱中过夜。③保存在 -70 ℃ 冰箱中 30 min 到 2 h；放置于干冰中（约 -39 ℃）30 min；放置在干冰加乙醇中（约 -70 ℃）15 min；放置在液氮罐中液氮的气相内（不可以浸在液氮中，因为液氮中温度达 -198 ℃ 左右）5～15 min。

8. 加 DNase 降解核糖核酸后再用 SDS 与 KAc 处理的原因

加进去的 RNase 本身是一种蛋白质，为了纯化 DNA，又必须将其除去，加 SDS 可使它们成为 SDS-蛋白质复合物沉淀，再加 KAc 使这些复合物转变为溶解度更小的钾盐形式的 SDS-蛋白质复合物，使沉淀更加完全。

在溶液Ⅲ中，有人以 KAc 代替 NaAc，也收到极好效果。

9. 在保存或抽提 DNA 过程中，用 TE 缓冲液的作用

在基因操作实验中，选择缓冲液的主要原则是考虑 DNA 的稳定性及缓冲液成分不产生干扰作用。磷酸盐缓冲系统（pKa = 7.2）和硼酸系统（pKa = 9.24）等虽然也都符合细胞内环境的生理范围（pH），可以作为 DNA 的保存液，但在转化实验时，磷酸根离子将与 Ca^{2+} 产生 $Ca_3(PO_4)_2$ 沉淀；在 DNA 酶反应时，不同的酶对辅助因子的种类及数量要求不同，有的要求高盐离子浓度，有的则要求低盐浓度，采用 Tris-HCl（pKa = 8.0）的缓冲系统，由于缓冲对是 $Tris\ H^+$/Tris，不存在金属离子的干扰作用，故在提取或保存 DNA 时，大多采用 Tris-HCl 系统，而 TE 缓冲液中的 EDTA 更能稳定 DNA 的活性。

10. 抽提 DNA 去除蛋白质时使用酚与氯仿的方法

酚与氯仿是表面变性剂，也是有机溶剂，因此用酚与氯仿去除蛋白质的方法称为有机溶剂法。

酚与氯仿是非极性分子，水是极性分子。当蛋白水溶液与酚或氯仿混合时，蛋白质分子之间的水分子就被酚或氯仿挤去，蛋白质失去水合状态而变性。经过离心，变性蛋白质的密度比水的密度大，因而与水相分离，沉淀在水相下面，从而与溶解在水相中的 DNA 分开。而酚与氯仿有机溶剂相对密度更大，保留在最下层。

作为表面变性剂的酚与氯仿，在去除蛋白质的作用中，各有利弊。酚的变性作用大，但酚与水能有一定程度的互溶，10%～15% 的水溶解在酚相中，因而损失了这部分水相中的 DNA。氯仿的变性作用不如酚效果好，但氯仿与水互不相溶，不会带走 DNA。所以在抽提过程中，混合使用酚与氯仿效果最好。经酚第一次抽提后的水相中有残留的酚，由于酚与氯仿是互溶的，可用氯仿第二次变性蛋白质，

此时一起将酚从体系中除去。也可以在第二次抽提时,将酚与氯仿混合(1:1)使用。

11. 用酚与氯仿抽提 DNA 时还要加少量异戊醇的原因

在抽提 DNA 时,为了混合均匀,必须剧烈振荡容器数次,这时在混合液内容易产生气泡,气泡会阻止分子间相互的充分作用。加入异戊醇能降低分子表面张力,所以能减少抽提过程中的泡沫产生。一般采用氯仿与异戊醇之比为 24∶1。也可采用酚、氯仿与异戊醇之比为 25∶24∶1(不必先配制,可在临用前将 1 份酚加 1 份 24∶1 的氯仿与异戊醇即成)。同时异戊醇有助于分相,使离心后的上层水相、中层变性蛋白相及下层有机溶剂相维持稳定。

12. pH 8 的 Tris 水溶液饱和酚的作用原理

因为酚与水有一定的互溶,苯酚用水饱和的目的是使其抽提 DNA 过程中,不致吸收样品中含有 DNA 的水分,减少 DNA 的损失。用 Tris 调节 pH 为 8,因为 DNA 在此条件下比较稳定。在中性或酸性条件下(pH 5 ~ 7),RNA 比 DNA 更容易游离到水相;而在碱性条件下,DNA 比 RNA 更容易游离到水相,所以可获得 RNA 含量较少的 DNA 样品。

保存在冰箱中的酚,容易被空气氧化而变成粉红色,这样的酚容易降解 DNA,一般不可使用。为了防止酚的氧化,可加入疏基乙醇和 8 - 羟基喹啉至最终浓度为 0.1%。8 - 羟基喹啉是带有淡黄色的固体粉末,不仅能抗氧化,而且在一定程度上能抑制 RNase 的活性,它是金属离子的弱螯合剂。用 pH 8.0 Tris 水溶液饱和后的酚最好分装在棕色小试剂瓶里,上面盖一层 Tris 水溶液或 TE 缓冲液,隔绝空气,以装满、盖紧盖子为宜,如有可能,可充氮气,防止与空气接触而被氧化。平时保存在 -20 ℃ 冰箱中,使用时,打开盖子吸取后迅速加盖,这样可使酚不变质,可用数月。

附录八 常见载体图谱

1. GST 融合表达载体

pGEX 载体是谷胱甘肽硫转移酶（GST）基因融合表达的系统，其通过将一个基因或基因片段插入某个 pGEX 载体的多克隆位点，可构建出 GST 标签蛋白。大肠杆菌中的表达产生了标签蛋白，GST 部分在氨基端，目的蛋白在羧基端，便于目的蛋白的分离纯化。载体提供了 3 种翻译读码框，从 *Eco*R I 限制性酶切位点开始。目前有 13 种 pGEX 载体供实验者选择；所有载体都有 tac 启动子，用于高水平的化学诱导表达，以及内部的 lac1q 基因，在多数基因工程大肠杆菌宿主中使用。见附图 8.1（资料来源：www.gelifesciences.com/pgex.）。

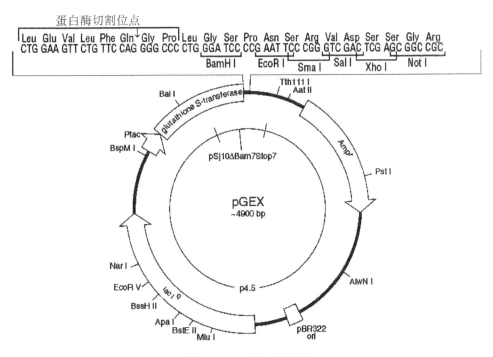

附图 8.1 pGEX 质粒图谱

2. His 标签融合表达载体

pET-28a – c（+）是常用的携带有 His 标签原核表达载体，其带有一个 N 端的 His/Thrombin/T7 蛋白标签，同时含有一个可以选择的 C 端 His 标签。pET-28a 载体提供了 10 个单一的多克隆位点，便于目的蛋白的插入。N 端含有 Thrombin 蛋白酶切位点；pET-28a，b，c 的差异仅仅存在于多克隆位点处。其推荐表达宿主是 BL21（DE3）大肠杆菌。注意：载体序列是以 pBR322 质粒的编码规矩进行编码的，所以 T7 蛋白表达区在质粒图谱上面是反向的。见附图 8.2（资料来源：www.merckmillipore.com/cn/zh/product/pET-28a%28%2B%29-DNA,EMD_BIO_69864）。

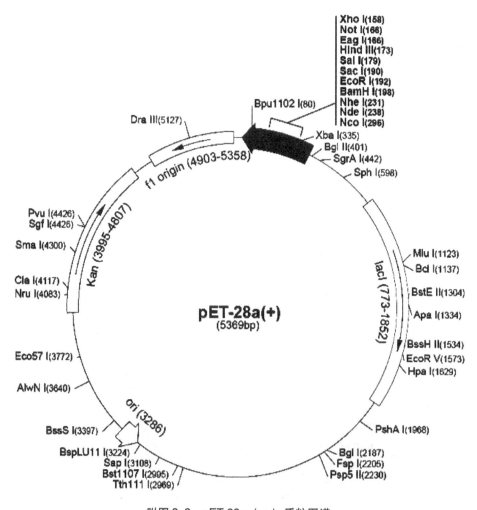

附图 8.2　pET-28a（+）质粒图谱

3. 真核表达载体

（1）pcDNA3.1/His。pcDNA3.1/His A, B, 和 C 载体是用于哺乳动物宿主中表达重组蛋白的常用载体。该载体提供 3 个阅读框架以满足不同目的基因与多聚组氨酸标签的编码框吻合。人类巨细胞病毒（CMV）早期启动子适用于在几乎所有哺乳动物细胞中的高表达。载体骨架包含了在哺乳动物细胞表达 SV40 T 抗原的复制一个 SV40 原点。可用于在哺乳动物细胞中进行非复制型瞬时表达和高水平的稳定表达。见附图 8.3（资料来源：www.lifetechnologics.com/order/catalog/product/V79020）。

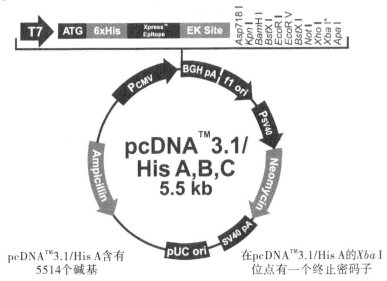

附图 8.3　pcDNA 3.1 质粒图谱

（2）pEGFP-N3。编码一个红移变异野生型 GFP，提高了在哺乳动物细胞中高表达的荧光强度和稳定性。其荧光激发最大值为 488 nm；发射最大值为 507 nm。pEGFP-N3 编码的绿色荧光蛋白基因的编码序列包含了超过 190 个的碱基变化对应于人类密码子偏好。EGFP 的序列位于 Kozak 共有翻译起始位点之后，进一步提高了在真核细胞中的翻译效率。在 EGFP 与巨细胞病毒早期启动子之间（pCMV IE）是 MCS 多克隆位点序列，用于插入目的基因，表达为 N 末端 EGFP 融合蛋白。载体骨架也包含在哺乳动物细胞表达 SV40 T 抗原的复制一个 SV40 原点。pEGFP-N3 可以在目的宿主细胞表达 EGFP，作为细胞内融合蛋白定位以及简单的转染的标记，而稳定转化时可以选择使用 G418 进行筛选。注意：插入的基因应包括起始 ATG 密码子，并应与 EGFP 序列组成正确的编码框。见附图 8.4（资料来源：GenBank：U57609.1）。

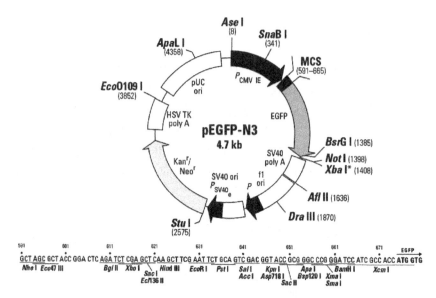

附图8.4　pEGFP-N3质粒图谱

（3）腺病毒载体。重组腺病毒的基因载体是一个多用途的表达工具。腺病毒能感染范围广泛的细胞类型，并且不依赖于宿主细胞分裂活性，可获得高水平的基因表达。最常用的腺病毒载体是人类腺病毒5型，其E1和E3基因缺失使病毒无法自我复制。病毒粒子的装配可以在E1基因的感染性腺病毒包装细胞系产生。

质粒pAdEasy-1含有大部分的人腺病毒血清型5（Ad5）基因组，删除了基因E1和E3。由于这两个基因的缺失，该质粒可插入7.5 kb外源DNA。腺病毒携带氨苄青霉素抗性基因，其在穿梭质粒的作用下可生成有感染能力的重组腺病毒颗粒。其工作原理如附图8.5所示。

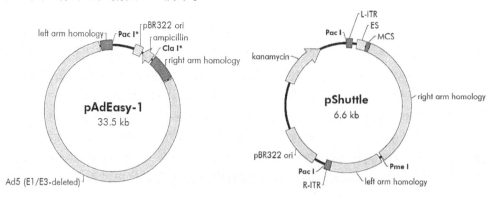

附图8.5　腺病毒载体图谱

质粒 pAdEasy-1 工作流程如附图 8.6 所示（资料来源：www.bio17.net/sg/show-761.html）。

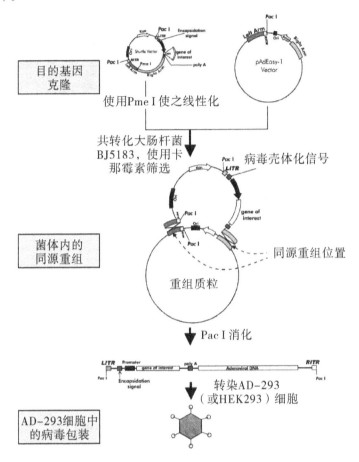

附图 8.6　质粒 pAdEasy-1 工作流程

4. RNA 干扰载体

pSilencer™ 4.1-CMV neo 载体选择了人类巨细胞病毒（CMV）早期启动子，可支持大多数哺乳类细胞中 siRNA 的表达。它具有抗生素抗性基因（新霉素）可选择的标记，可以帮助弥补质粒转染效率低下的不足。通常，在某些细胞系中仅有一小部分转染细胞表达的 siRNA，由抗生素抗性基因所富集的细胞均可显现出 RNA 干扰的影响，使之更易检测到 siRNA 降低靶基因的表达的作用。见附图 8.7（资料来源：www.lifetechnologics.com/cn/zh/home/life-science/dna-rna-purification-analysis/napamisc/vector-maps/psilencer-4-1-cmv-neo-vector-map.html）。

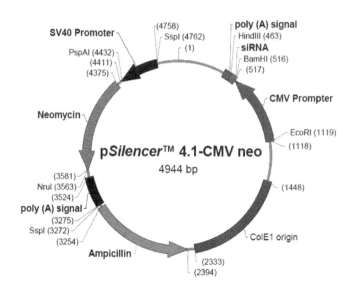

附图 8.7 RNA 干扰质粒图谱

5. 酵母表达载体

pPICZα A，B 和 C 是毕赤酵母蛋白分泌表达载体（见附图 8.8）。表达的重组蛋白是融合蛋白，含有一个 N 端多肽，编码酿酒酵母（saccharomyces cerevisiae）α-因子分泌信号。载体能够在毕赤酵母中利用甲醇诱导的高水平的表达目的蛋白，

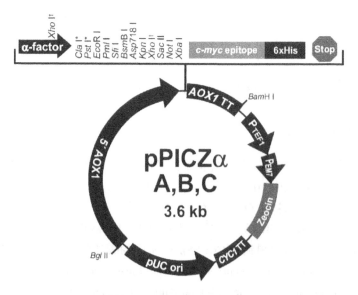

附图 8.8 酵母表达载体图谱

并且可以用在任何毕赤酵母中，包括 X33、GS115 菌株、SMD1168H、KM71H。pPICZα A，B 和 C 系列载体有如下特点：5′端含有 AOX1 启动子的严格调控，利用甲醇诱导表达任何感兴趣的基因；α-因子分泌信号能够分泌性表达目的蛋白；Zeocin 抗性基因在大肠杆菌和毕赤酵母都能用于筛选；C 端含 Myc 和 His 标签，可以用于检测和纯化重组蛋白。pPICZα A，B，C 3 种读码框使得可以将基因克隆入载体而不发生任何移码突变。见附图 8.8（资料来源：www.lifetechnologics.com/order/catalog/product/V19520?ICID = search-product）。

6. T 载体

pGEM-T Easy 载体系统可用于 PCR 产物的克隆。这种载体是通过 EcoR V 酶切 pGEM®-T Easy 载体，并在 3′末端加入胸腺嘧啶构建的。插入位点 3′-T 突出端可提高 PCR 产物的连接效率，为热稳定性聚合酶产生 PCR 产物提供一个匹配碱基。pGEM-T Easy 载体包含 T7 和 SP6 RNA 聚合酶启动子，其侧翼和多克隆位点区相接，多克隆位点区位于 β 半乳糖苷酶的 α 肽编码区内。α 肽插入失活允许在指示培养基用颜色直接筛选重组克隆。pGEM-T Easy 载体的多克隆位点区含有一些限制性酶切位点，采用这些酶进行单酶切消化即可释放插入片段。此外，pGEM-T Easy 载体含有丝状噬菌体 f1 复制起始子，可用于制备单链 DNA。

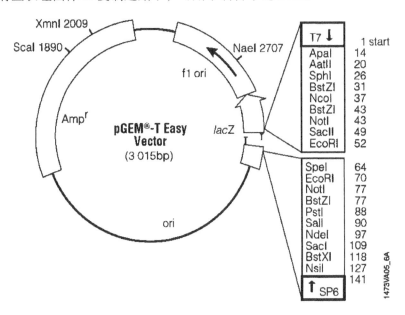

附图 8.9　T 载体图谱